図解

肺がんの最新治療と予防＆生活対策

監修
国立がん研究センター東病院
呼吸器外科 科長
坪井正博

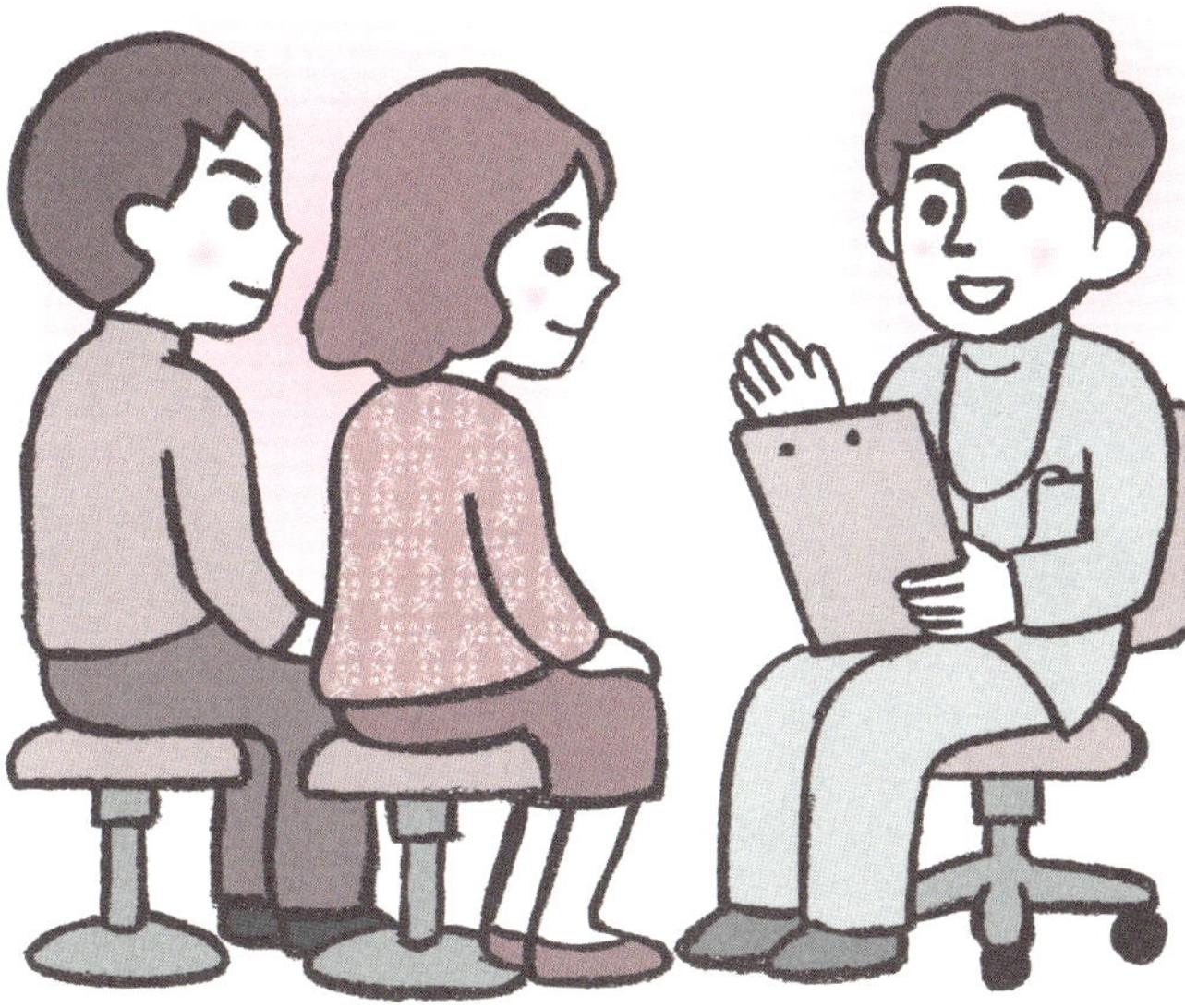

日東書院

はじめに

現在、日本では2人に1人は「がん」にかかるといわれているほど、がんが身近な病気になってきました。がんは、予防はできますが完全に防ぐことができず、基本的にはすべての臓器や組織に発生する可能性があります。

本文で説明しますが、肺がんはがんの中でももっとも死亡率が高く、罹患率《りかんりつ》も上位なので、人ごとではない身近ながんです。しかし、肺がんといってもいろいろなタイプがあり、その症状や進行の仕方は人それぞれに違います。ですから、がんという病気の重さに負けずに今の自分の病状がどの程度なのか、自分の体力ではどんな治療ができるのか、治療方法によるメリットやデメリットなど、正しく理解して、その中から自分が希望する治療を選択できるようにすることが肝要です。肺がんになってしまったからと、いたずらに怖がったりあきらめたりせず、自分にとってよりよい治療を受けることが大切だと考えます。あわてふためいてわけがわからず治療を受けると、患者さんも家族も「こんなはずではなかった」と後悔することにもなりかねません。

自分自身のライフスタイルをどのように考えるのか——人間の最期とはどういうものなのか……。

私の患者さんに、相撲が大好きな男性がいました。その人は、千秋楽の結果を待って、その眼で見てから逝《ゆ》かれました。だいぶ体調が悪くなっていても、アメリカ在住の最愛の娘さんが帰国するのを待っていた女性もいました。最善の治療を選んでも、人間には最期のときが来ますが、そのときまでをどう生きるか、生きている時間をどれだけ大切にするかが、「よい人生」「幸せな一生」かを感じさせてくれるのではないでしょうか。さまざまな治療法を知り、どの治療を選択するかは、最終的には患者さん本人が決めることです。肺がんの治療は日々、格段に進歩して生存期間は確実に延びていますので、必ず個々に合った治療法が見つかるはずです。体力的に治療を受ける意欲と受けられる状況があるのなら、怖がらずにチャレンジしてもらいたいと思います。がんになってしまったのなら、治療は受けたくないという選択肢もありますが、「治癒」はもちろん「よい」時間を長く過ごせる可能性があるのなら途中であきらめずに積極的に治療を続けることをおすすめします。

本書では、肺がんについての基本的な知識から治療法や最新の情報まで、肺がんにかかわるみなさんに知っていただきたいことをわかりやすく説明していきます。しかし、不明に感じることや迷うことはたくさんあるでしょうから、そういうときは主治医に遠慮なくたずねてください。医師との信頼関係を築きながら前向きな姿勢で治療を続けられることを祈っています。患者さん、家族、主治医の中で率直な話し合いができることが、よりよい医療を受けることにつながるのだと思います。

坪井　正博

第3章 肺がんの検査と診断について……53

第4章 肺がんの治療について知識を得よう……85

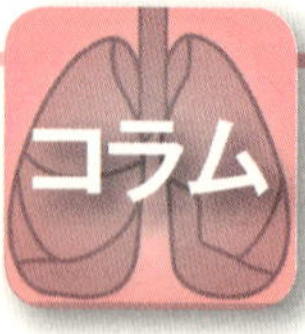
コラム

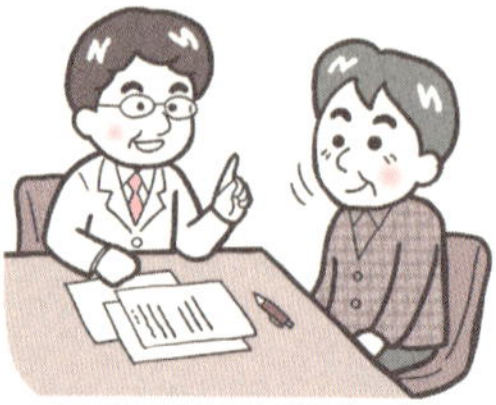

第1章

肺がんとは
どういう病気なのか

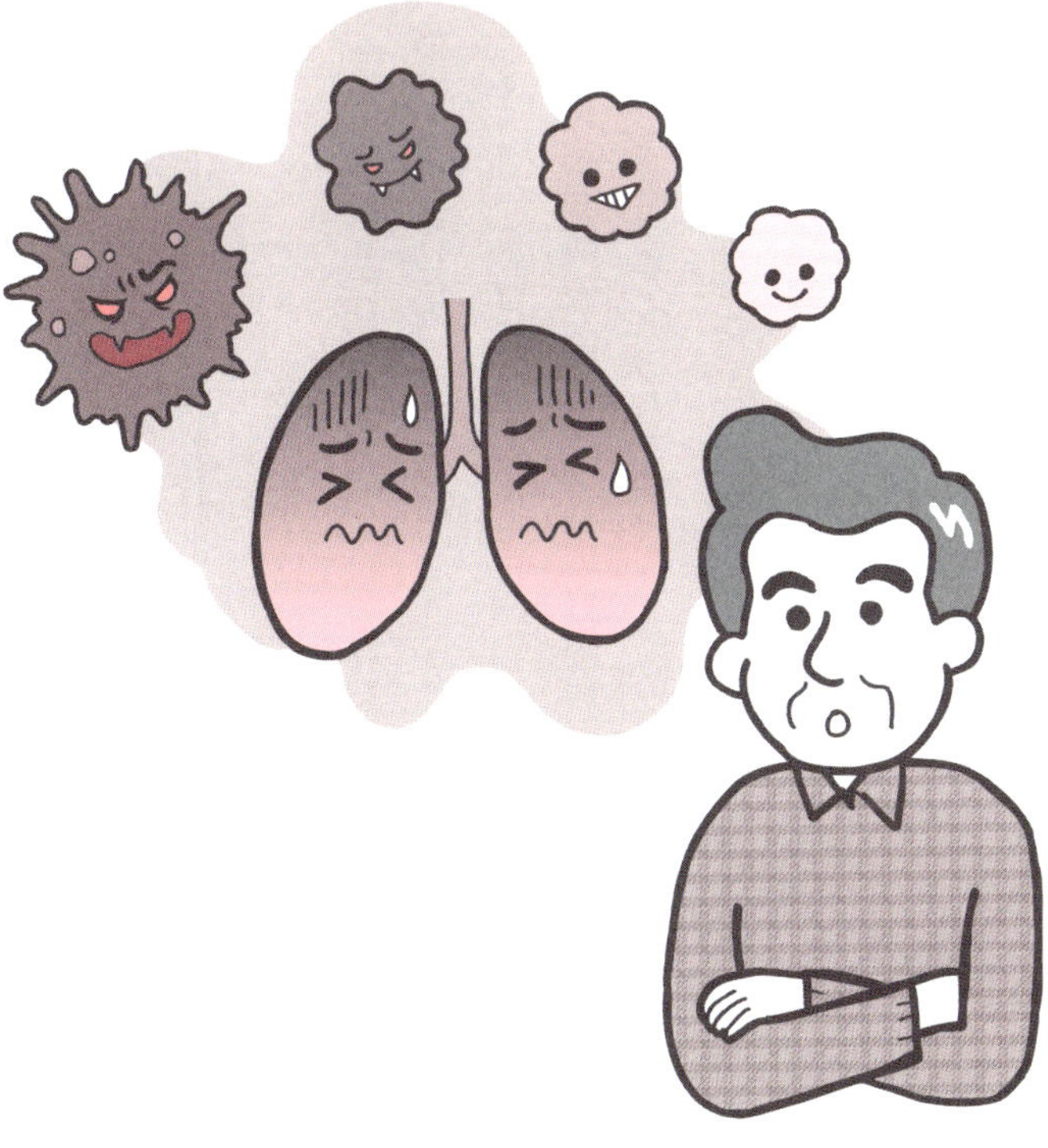

がんの中でももっとも死亡者が多い肺がんは身近な病気であることを覚えておこう

日本人の死亡原因でもっとも多いのは「がん」です。死因の第1位は、戦前から終戦直後まで、結核や肺炎などの感染症でした。しかし、抗生物質の普及や衛生状態の改善によってその死亡率は激減し、脳血管疾患が1位になりました。ところが、1970年をピークに脳血管疾患の死亡率も低下し、がんの罹患率《りかんりつ》と死亡数が増加の一途をたどっており、1981年に日本人の死因第1位になって、それが現在も続いています。厚生労働省の統計を見ると、2012年には36万790人もの人ががんで死亡しているのです。

特に肺がんは、高齢になればなるほどその罹患率が高く、突然変異や老化に伴ってある種の遺伝子の働きがおかしくなって起こるとも考えられています。肺がんの罹患率は、男性では2008年に胃がんに次いで2番目に高くなっています。また、女性では、1970年代後半から増加の傾向が見られ、いったん横ばいにはなりましたが2008年には乳房、大腸、胃に次いで4番目になりました。男女の罹患率の合計は、日本で3番目に多いがんなのです。

主な死因別にみた死亡率の年次推移

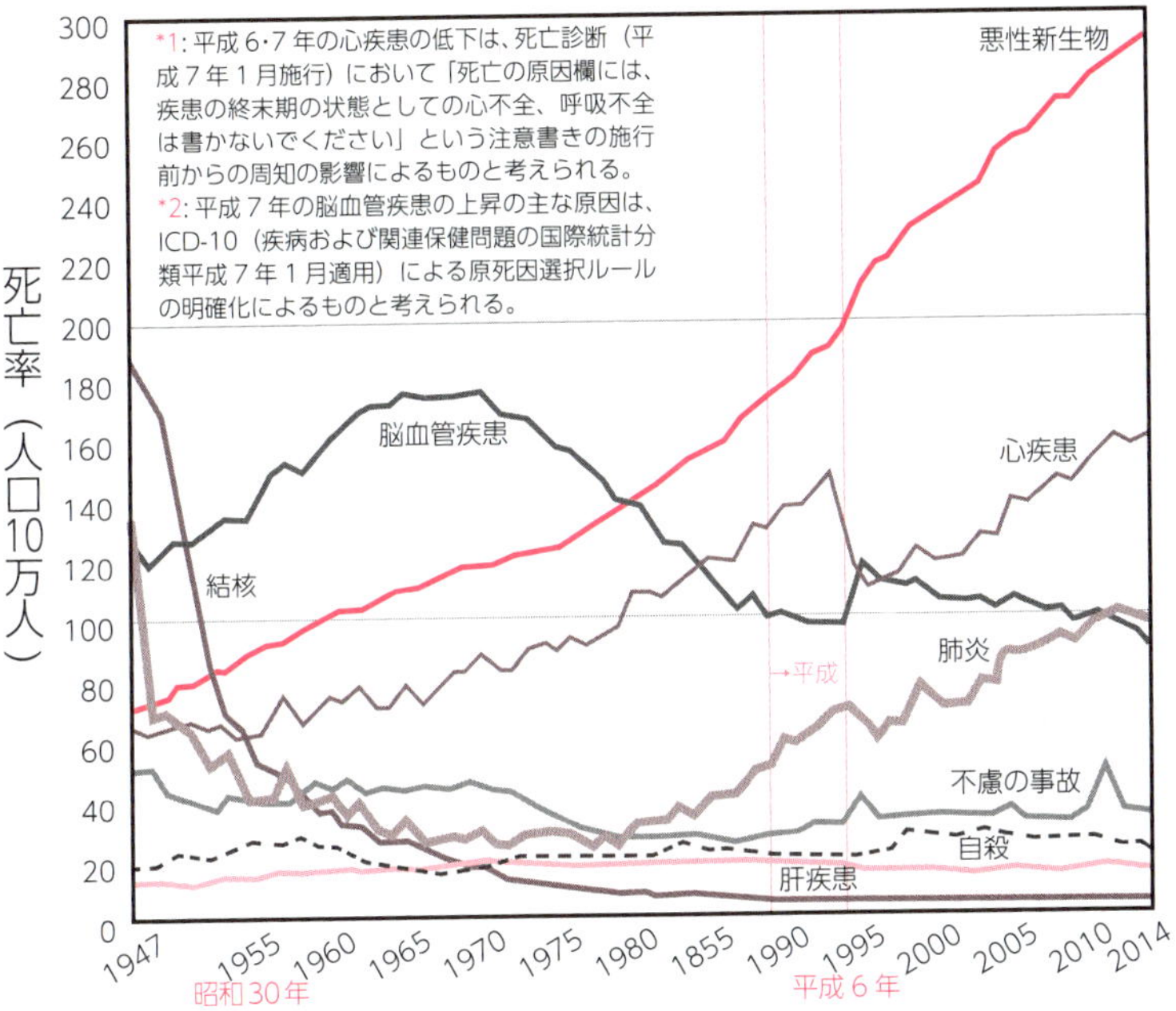

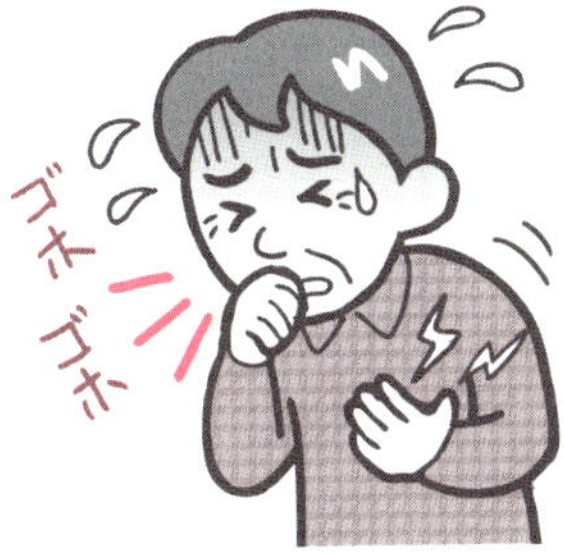

肺がんは我が国で、胃がん、大腸がんに次いで３番目に多いがんです。統計によると、年間7万人を超える人が肺がんで死亡しているのです。

肺は酸素と二酸化炭素の交換を行っている
その構造と働きを知ろう

肺がんのことを理解するために、構造と働きを知っておきましょう。肺は心臓、気管、食道などからなる縦隔《じゅうかく》という部分をはさんで左右に2つある呼吸器系の重要な臓器。役割は「呼吸」で、体内に酸素を取り入れ、炭酸ガス（二酸化炭素）を排出します。空気は鼻腔《びくう》、咽頭《いんとう》、喉頭《こうとう》、気管を通っていきます。気管は肺の入り口である肺門の前で左右に枝分かれして気管支となります。空気も左右の気管支に分かれて通過し、それぞれの肺の中に流入します。気管支は肺の中で枝分かれし、その終末部を呼吸細気管支《こきゅうさいきかんし》といい、その先に肺胞《はいほう》というぶどうの房のように半球状の部屋が数個ずつ開いています。そこが空気の終着点です。肺胞は弾力ある薄い膜に包まれ、周囲を毛細血管が囲んでいます。空気がこの肺胞に入ると酸素が薄い膜を通って毛細血管に流れ込み、炭酸ガスは毛細血管から膜を通って肺胞内に流れ込みます。つまり、肺胞が酸素と炭酸ガスの交換を行う専用の部屋なのです。全身を巡るうちに炭酸ガスを含んだ静脈血は、すべて心臓に戻ると肺動脈を通じて肺の中に流れ込みます。

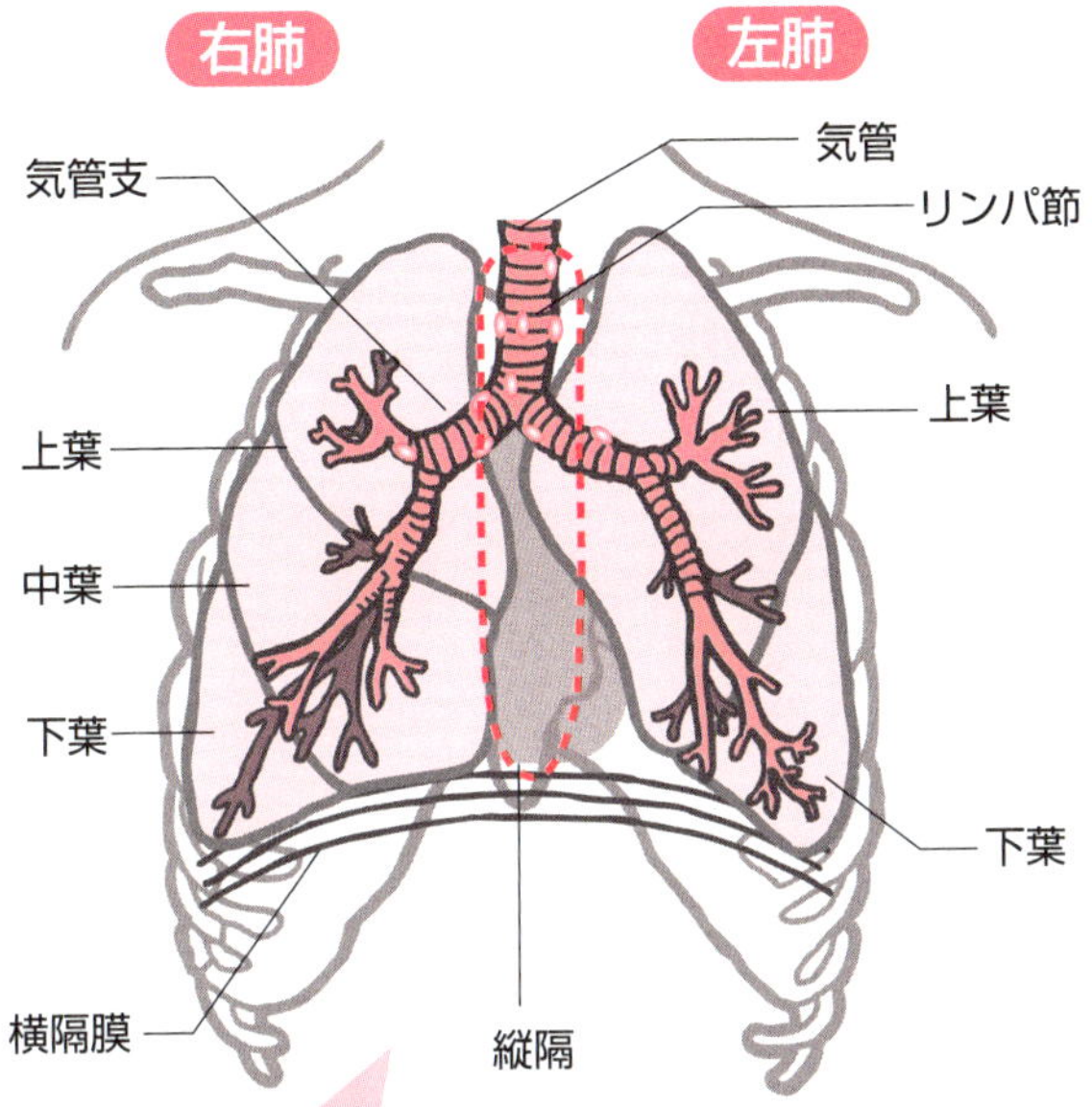

肺は上半身と肋骨《ろっこつ》に囲まれた胸郭という部分の中に左右1つずつおさまっています。形は上が細く下が広がった半楕円形をしており、上端は鎖骨の上に飛び出し、下は横隔膜に接しています。胸郭の左には心臓があるため、左側の肺は右よりもやや小さくなっています。

左右の肺にある肺胞の総数は、約7億～8億個といわれ、表面積は約90㎡にも達します。それだけの表面積があるから、全身へ酸素を送るためのガス交換を効率よく行うことができるわけです。肺胞でガスを交換し、酸素をたくさん含んだ動脈血になって肺静脈から心臓に送られます。呼び名とは逆に、肺動脈には静脈血、肺静脈には動脈血が流れているのです。

肺はいろいろな種類の細胞から構成される そのため、異なった種類のがんができる

肺がんは肺と気管支から発生します。気管、気管支、肺胞《はいほう》の細胞が正常な機能を失って細胞ががん化するのです。大きく分けて「小細胞《しょうさいぼう》肺がん」と「非小細胞《ひしょうさいぼう》肺がん」の2つに分類され、さらに非小細胞肺がんは、「腺がん」「扁平上皮《へんぺいじょうひ》がん」「大細胞がん」「特殊ながん」の4つの組織型に分類されます。小細胞肺がんは肺がんの約10〜15%を占め、増殖が速くて肺・リンパ節・肝臓・脳・副腎・骨などに転移しやすい悪性度の高いがんですが、非小細胞肺がんと異なり、抗がん剤や放射線療法が比較的効きやすいという特徴があります。

非小細胞肺がんは、肺がん全体の80%を占め、早期に発見し手術すれば治癒する可能性があります。しかし、抗がん剤や放射線治療法は効きにくいという特徴があります。非小細胞肺がんの「腺がん」はもっとも発生頻度が高く、肺がんの約50%を占めています。「扁平上皮がん」は扁平上皮細胞から始まるがんです。肺がんの25〜30%を占めます。「大細胞がん」は、大きな細胞からなるがんです。

小細胞肺がん

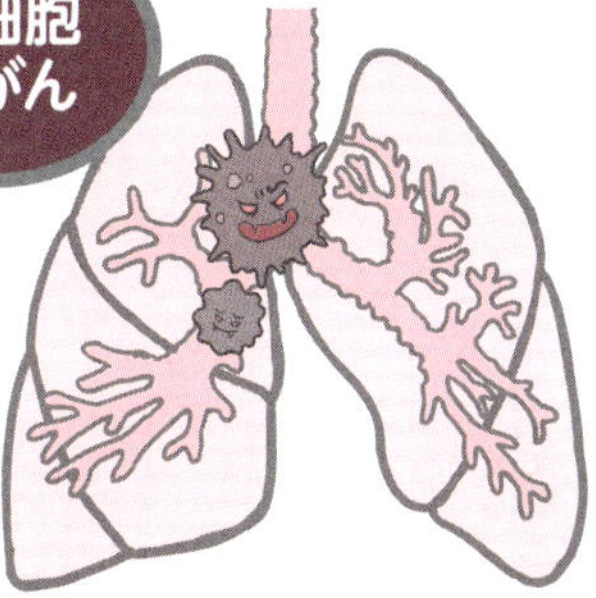

小細胞肺がんは肺がん患者の約10～15%を占めます。小細胞肺がんは顕微鏡で見ると細胞が燕麦《えんばく》（イネ科の植物）のように見えるので、以前には「燕麦細胞肺がん」とも呼ばれ、その患者の多くが喫煙者です。

非小細胞肺がん

腺がん

腺がんはもっとも発生頻度が高く、肺がんの約50%を占めます。肺の末梢にできることが多く、初期の段階では咳などの自覚症状が出にくいのが特徴です。

扁平上皮がん

扁平上皮がんは喫煙と関係が深く、肺がんの約25～30%を占めます。比較的太い気管支にできることが多く、最近ではフィルターの影響もあって肺の末梢にもできます。

大細胞がん

大きな細胞からなるがんで、一般に増殖が速く、発生部位は主に肺野部です。

特殊ながん

ほとんどのがんは、前記の4種類で占められていますが、わずかですが、ここに入らない特殊ながんもあります。それが「カルチノイド」「腺様嚢胞《せんようのうほう》がん」「粘表皮《ねんひょうひ》がん」です。

がん検診で早期に見つかるのは肺の末梢にできる小さな腺がん

最近、CT（コンピューターを用いたX線断層撮影）を用いた肺がん検診の普及により、以前よりも小さな肺がんが発見されるようになりました。CTで見つかる肺がんの多くは、肺の末梢にできる小さな腺がんで、大きさは2センチ以下です。また、「前がん状態」と考えられる病態に、異型腺腫様《いけいせんしゅよう》過形成《かけいせい》という病気があります。これは、健康なときの肺胞とは異なり形のいびつな細胞が肺胞の壁に並んでいる状態ですが、がんと呼べるほど悪性の形態を示さない病態。将来がんになるかもしれないと推測する専門家もいますが、すべての異型腺腫様過形成が放っておくと本当にがんになるかどうかは明確ではありません。CTでは、1センチ大ぐらいの「すりガラス様陰影《よういんえい》」として見られますが、すりガラスのような陰影だけでできている場合と、少し濃いところがある場合の2つに分けられます。濃く白い部分があるものについては、比較的大きくなる可能性があるようですが、見つかった段階で1センチほどの小さな病変についてはすぐに切除する必要はないと考えられています。

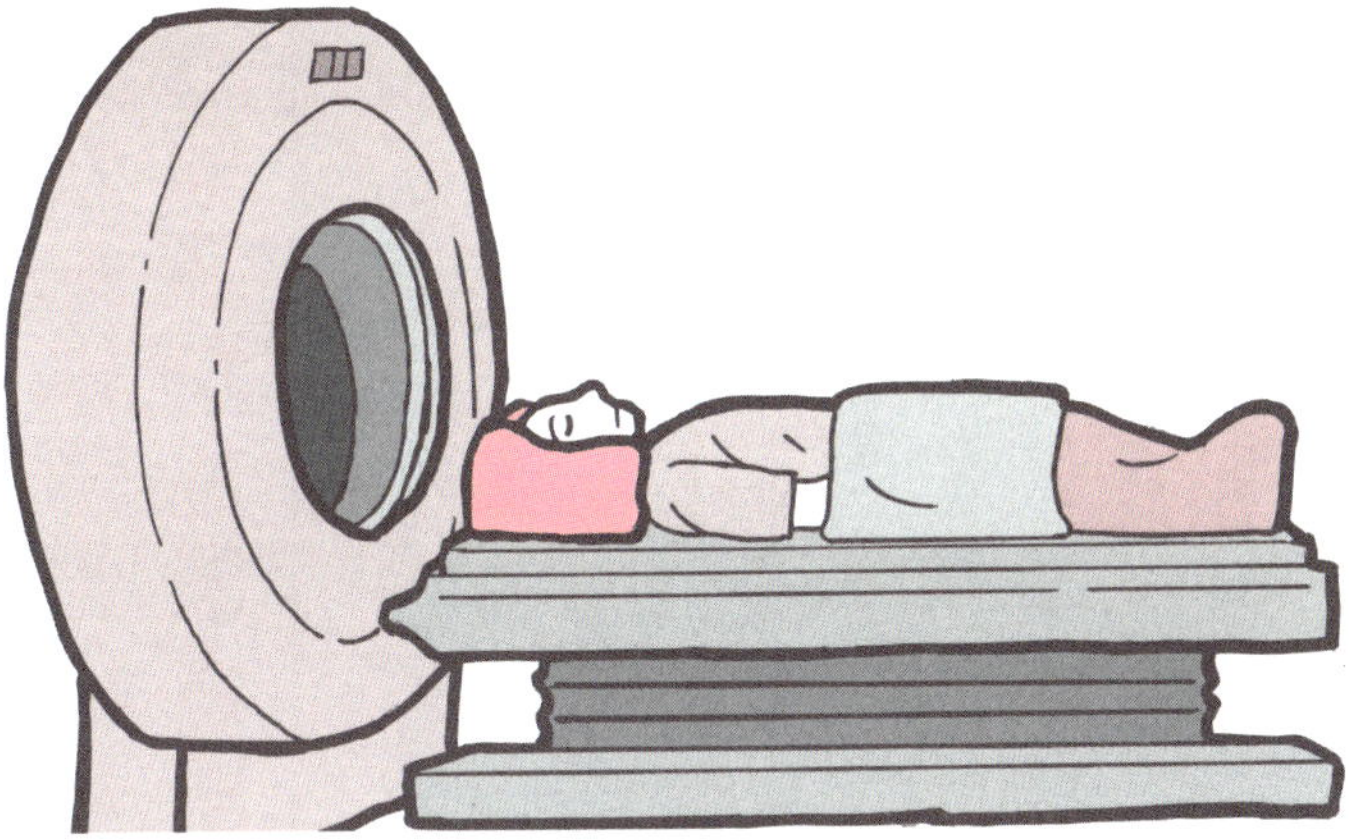

前がん状態が見つかっても、非喫煙者の場合は進行が非常にゆっくりなことが多いため、CTで経過を見るだけで十分という場合があります。ただし、影が少しずつ大きくなったり、形が変わってきた場合には、病変の切除をすすめることがあります。

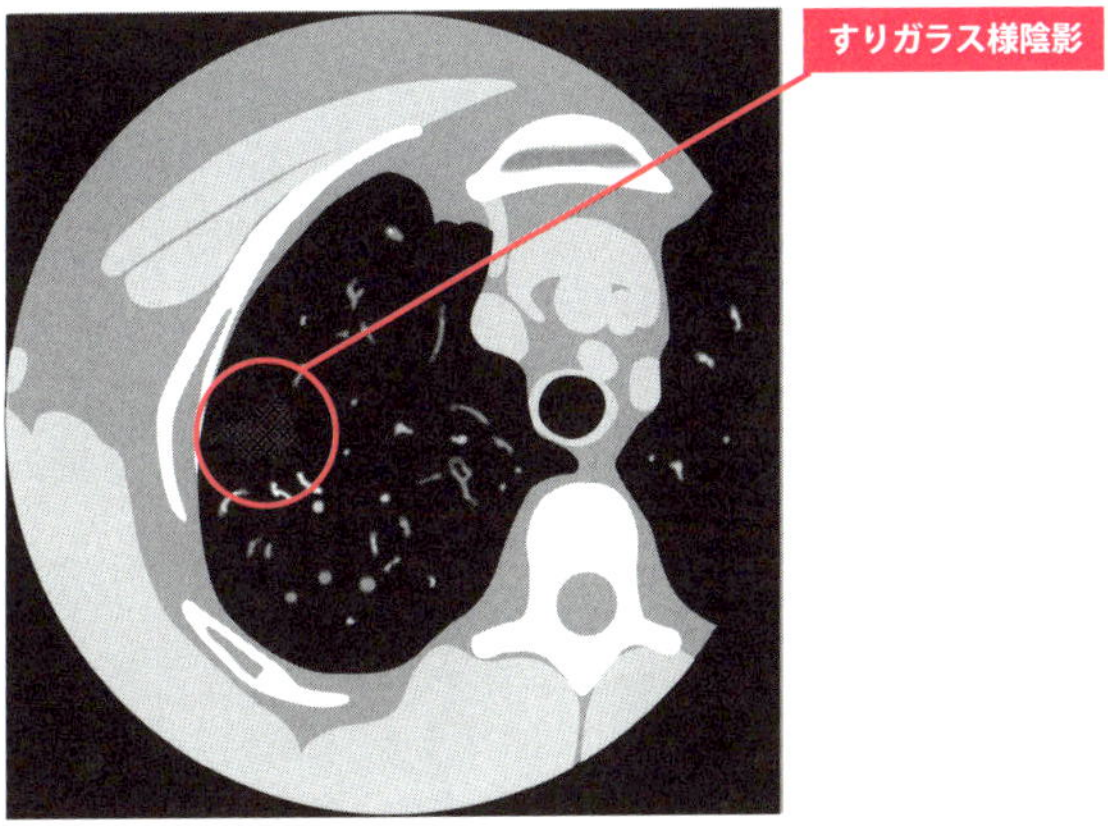

CTに映った1センチ大のすりガラス様陰影

肺がんはできる場所によって治療法がさまざま

肺がんは喫煙と深い関係があると考えられています。それは、肺の中核の太い気管支から肺胞といわれる肺の末梢まで、タバコの煙にさらされているからです。

肺の中核である「肺門《はいもん》」の部分にも、肺の末梢部分にもがんはできます。小細胞肺がん、扁平上皮《へんぺいじょうひ》がんは主に肺門にできるがんです。

また、腺がんと大細胞がんは、肺の末梢部分にできやすいという特徴があります。これらのがんでは、喫煙との関係は、はっきりとしないタイプのものもあります。

がんはさまざまな臓器に発症し、それぞれの性質を持っています。肺がんも同様で、肺がんの中にもいくつか種類があり、発生部位や組織型によって特徴が異なり、治療法もそれぞれ違います。肺門の近くにできたがんは「肺門型《はいもんがた》」（中枢型）、肺門から遠いところのがんは「肺野型《はいやがた》」（末梢型）、胸にたまった水の中に顕微鏡でがん細胞が見つかるものを「胸水型《きょうすいがた》」といいます

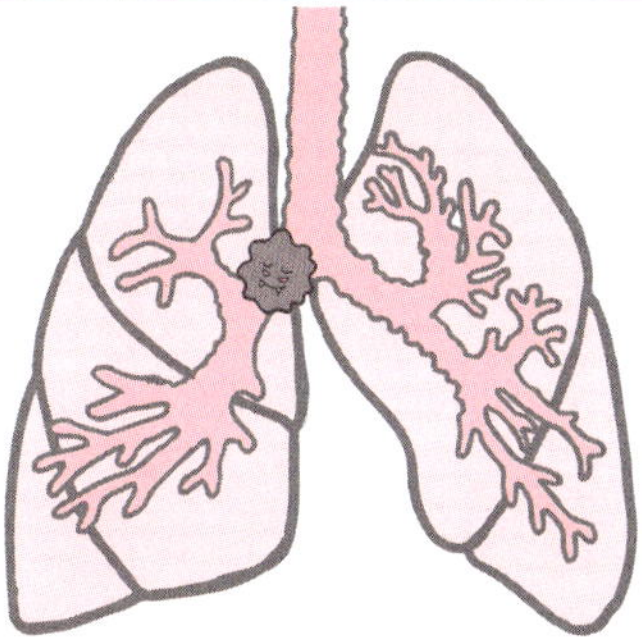

「肺門型」（中枢型）

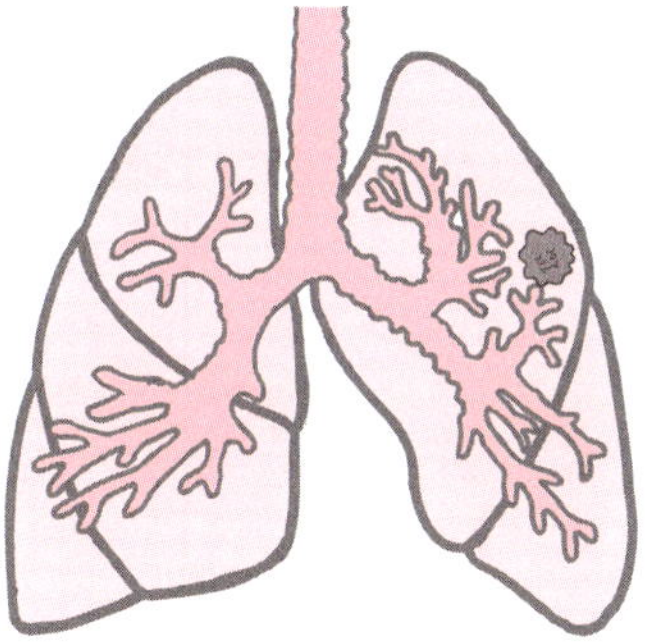

「肺野型」（末梢型）

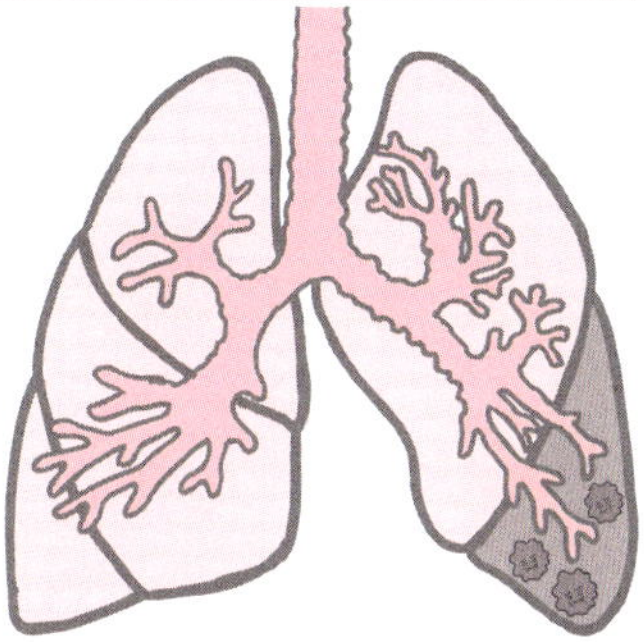

「胸水型」

原発性がんか転移性腫瘍かを知るくわしい検査が必要

がんは周囲の組織や器官を破壊し、増殖を繰り返しながらほかの臓器にも広がっていきます。まわりに直接広がっていくことを「浸潤《しんじゅん》」といい、発生した部分から離れた部位に移ることを「転移《てんい》」といいます。そして、がんには「原発性」と「転移性」があり、原発性の肺がんは、肺の中の細胞ががん化して「悪性腫瘍《あくせいしゅよう》」が生まれたものです。肺がんとは肺の中にできた悪性腫瘍のことなのです。転移性がんとは、別の部位から転移してできた悪性腫瘍で、たとえば胃がんが肺に転移して、肺に悪性腫瘍ができても「原発性肺がん」とはいいません。それは、胃がんの肺転移であり「転移性肺腫瘍」と呼び、肺がんとは根本的に異なるのです。

がん（悪性腫瘍）が最初にどの部位にできたものなのかが、治療方針を立てるときには重要になります。肺には多数の毛細血管やリンパ管が走っており、血液中やリンパ液中にがん細胞が侵入して全身に転移を起こしやすく、ほかの臓器のがんが転移しやすい傾向にあります。ですから、肺がんが疑われたら全身の臓器の検査が必要になります。

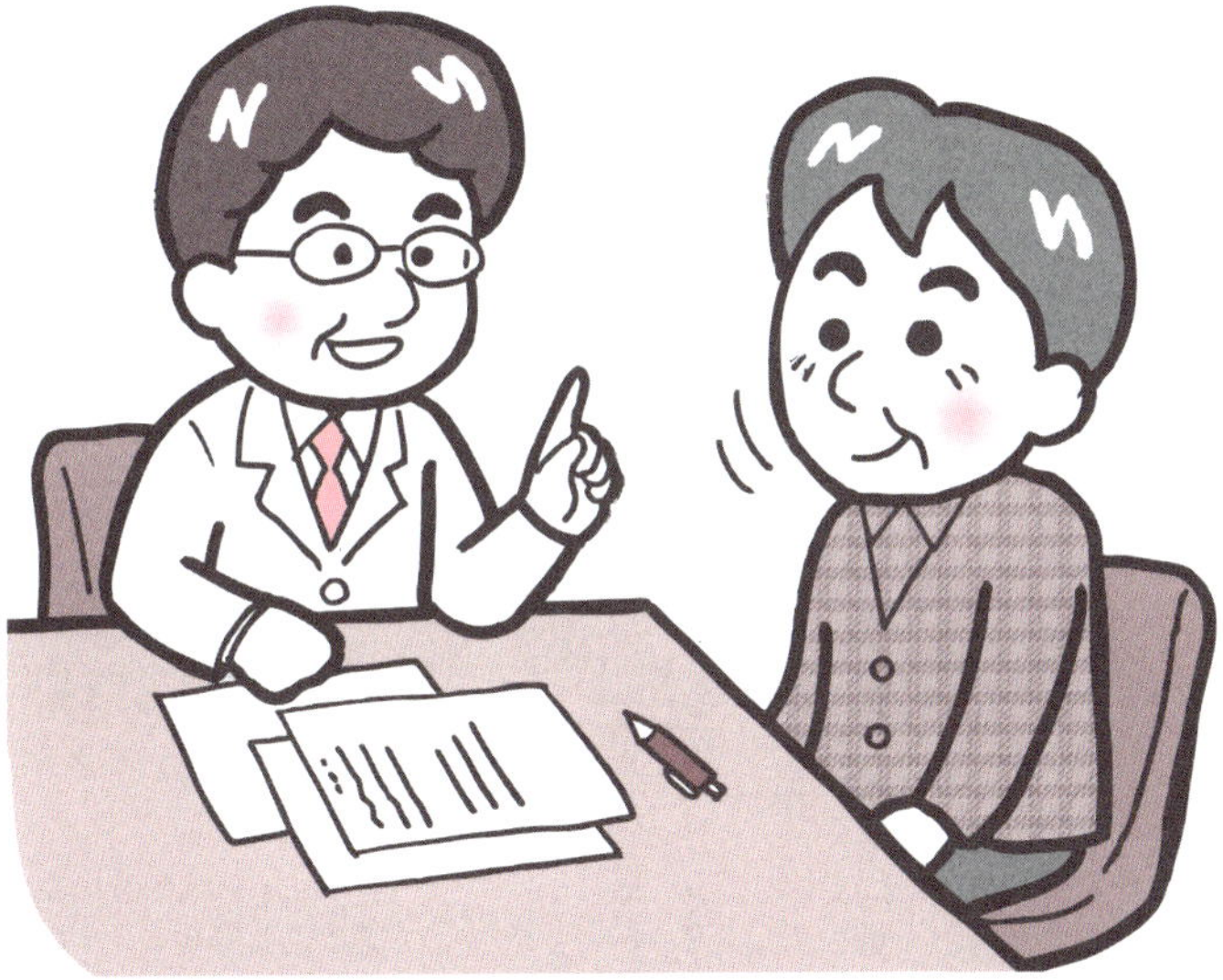

肺がんはほかの臓器に転移することがあり、また、ほかの臓器のがんが肺に転移することもあります。肺がんと診断されたときは、がんが肺からほかの臓器に広がっていないか、ほかの臓器にがんはないかなど、くわしい検査が必要になるのです。

がんの増殖の仕方には いくつかのパターンがある

がんが成長するには2つのパターンがあります。1つ目は「直接浸潤《ちょくせつしんじゅん》」といい、発生した場所で連続的に大きくなってまわりの臓器まで浸出して破壊していくパターンです。

2つ目は「転移」で、少し離れた部位にとんでいって広がるパターン。そうした転移の仕方には大きく3つの種類があります。その1つは、「血行性転移《けっこうせいてんい》」といい、肺からの血流に乗ってがんが体の至るところに散らばっていくものです。2つ目は「リンパ行性転移」です。肺の中に網の目のように広がっているリンパ管の流れに乗って、がんが近くのリンパ節にたどり着いて増殖します。肺がんでもっとも転移しやすい場所は肺内・肺門のリンパ節、次いで縦隔《じゅうかく》のリンパ節、胸の領域、お腹、首など、全身のリンパ節に広がっていきます。3つ目は「播種《はしゅ》」という転移の仕方です。これはがん細胞がリンパ管を介して胸膜《きょうまく》（肺や胸壁をおおっている膜・肋膜《ろくまく》）に入り込みます。これを「胸膜播種」といいます。そのほかにまれなのは、「気道散布《きどうさんぷ》」という気管支内の空気から転移するものです。

肺の中のリンパ節

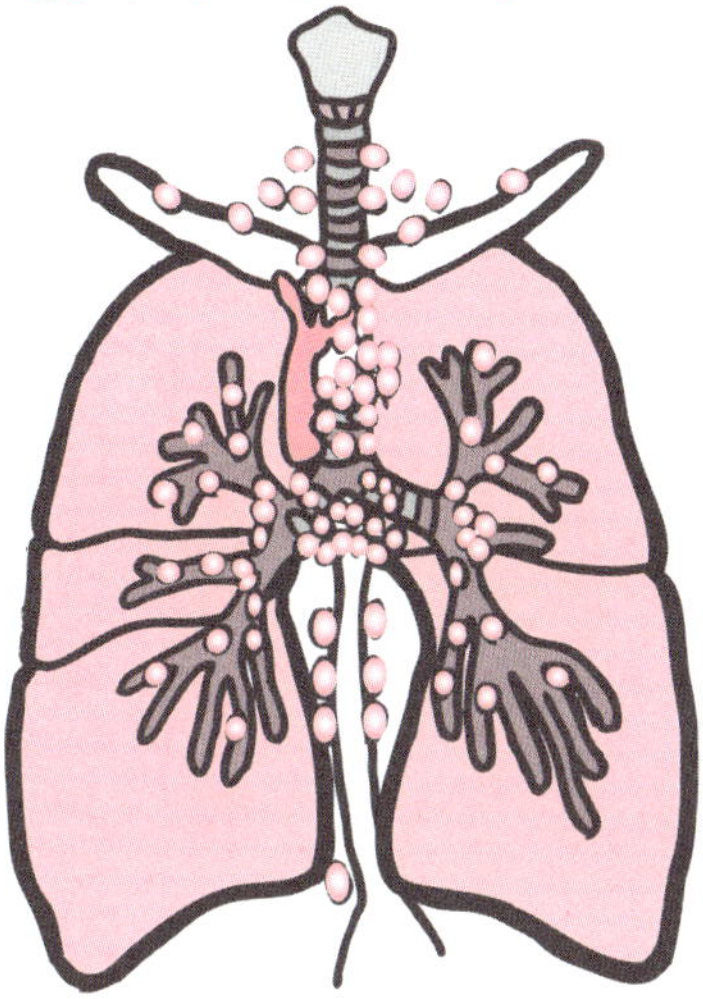

人の体にはリンパ管という細い管が張り巡らされ、その中をリンパ液が流れています。リンパ液は毛細血管からにじみ出た血液の一部で、いろいろな組織に栄養を届けたり老廃物を受け取って静脈に戻したりする働きがあります。リンパ液は血液のように心臓のポンプ作用によって移動するのではなく、血液やタンパク質関連の圧力、筋肉の収縮、呼吸運動などの要因でゆっくり移動していきます。

がんの増殖の仕方

- **直接浸潤**　発生した場所で連続的に大きくなり、周囲の臓器まで浸出して破壊する
- **転移**　少し離れた部位にとんでいって広がる
  - **血行性転移**　肺からの血流に乗ってがんが体の至るところに散らばっていく
  - **リンパ行性転移**　リンパ管の流れに乗って、がんが近くのリンパ節にたどり着いて増殖
  - **播種性転移**　がん細胞がリンパ管を介して、胸膜に入り込むのを「胸膜播種」という
- **そのほか／気道散布**　気管支内の空気を介してがん細胞が肺のほかの部位に広がる転移

早期に発見することができれば肺がんも治る可能性が！

がんは進行度やがんの性格によりますが、多くは再発の可能性が0パーセントとは言い切れない病気です。手術で完全にがんを切除したと考えられても、手術したときはすでにがん細胞が血液に乗ってほかの臓器へと転移していたり、居心地のよい転移先を探していたりすることがあるからです。しかし、さまざまな研究により「超早期がん」が見つかるようになり、素早い対処をすれば治癒率《ちゆりつ》が高くなってきました。肺がんもそのほかのがんも5年間再発がなければ、一般的には「治癒」と判断されます。主ながんの5年相対生存率は左図のとおりです。男性は前立腺がん、結腸がん、直腸がん、女性は乳房がん、子宮がん、結腸がんなどが生存率が高いという結果が出ています。肺がんは男性が約25パーセント、女性は約40パーセントと全体から見ると高くはありません。がんのできた場所にとどまっている段階（ほかへ広がっていない、あるいは、できた場所の近くの毛細血管やリンパ管に入り込んでいない状況）で治療すれば治癒するものもあるので、早期発見・早期治療が大切なのです。

部位別がん患者5年相対生存率

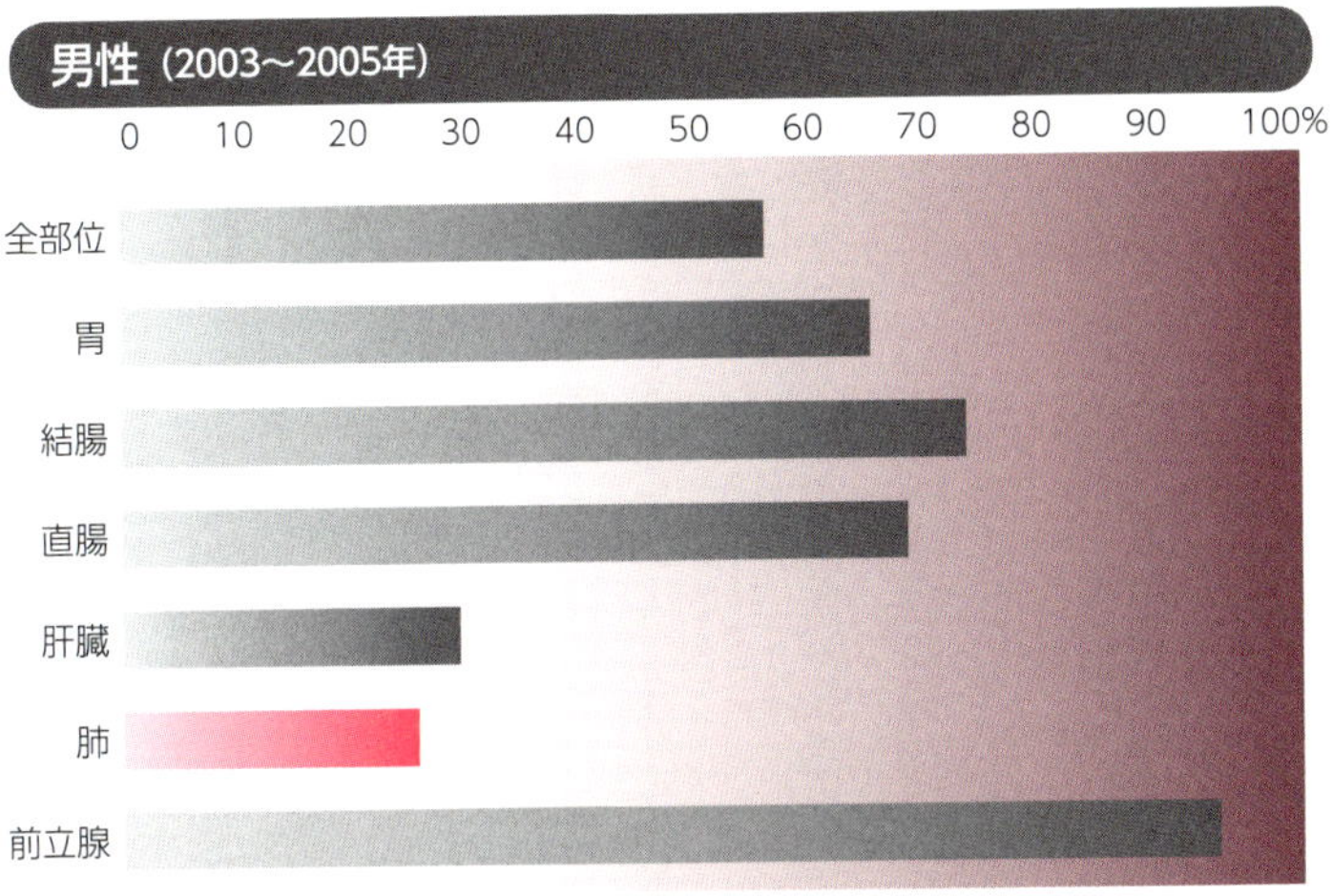

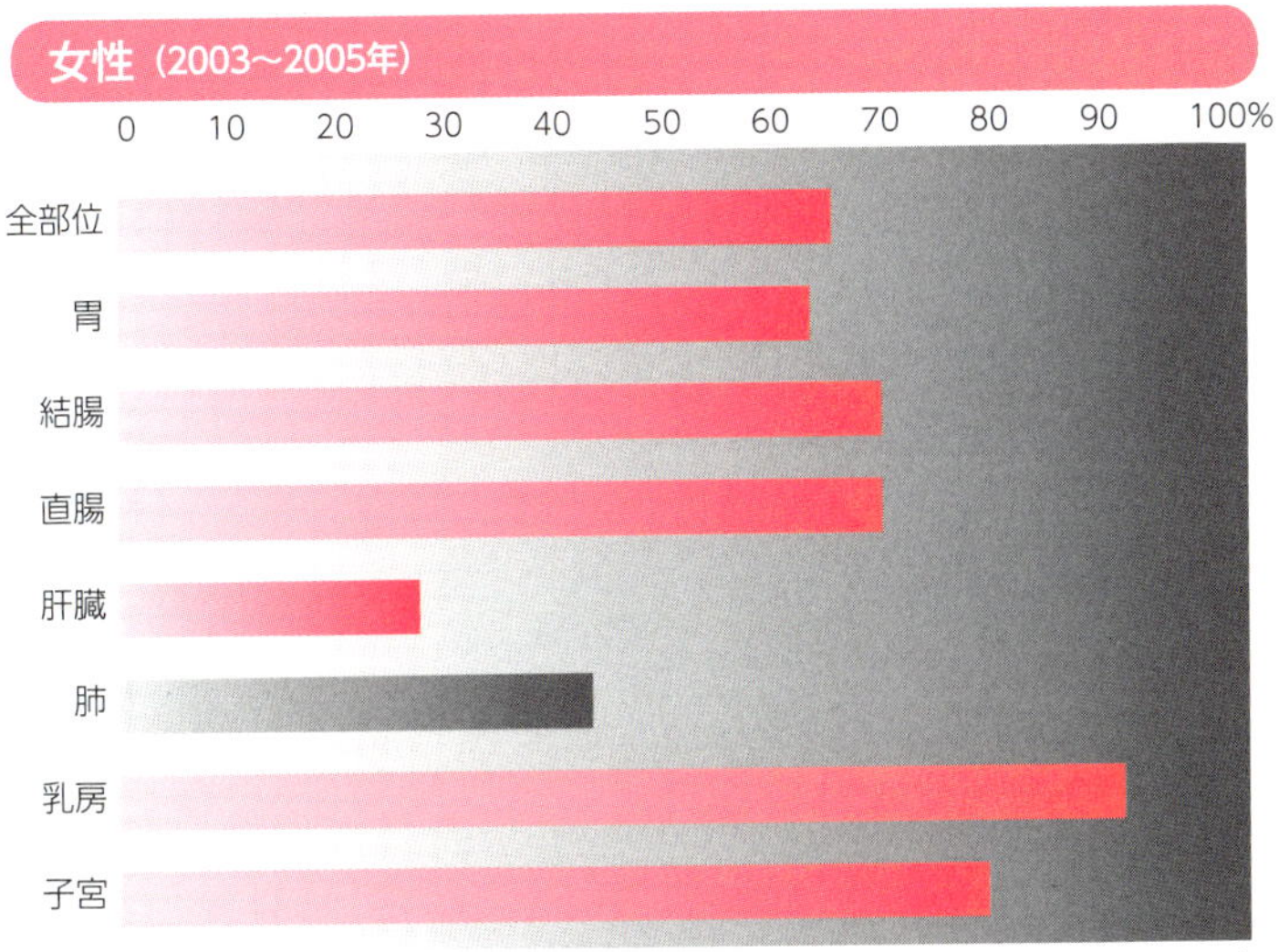

（独立行政法人国立がんセンターがん対策情報センター）

遺伝子との関係は未解決だが老化に伴って多く見られる

がんは遺伝子に傷がつくことによって発生します。ただし、人間の遺伝子に傷がつくというのは特別なことではなく、健康な人の体内では絶えず起こっている現象なのです。健康な場合はそれを修復する能力があるため、がんにはならないのですが、年齢を重ねていくと修復能力が低下するために、がん化しやすくなります。老化ががんの発症には深くかかわっていると考えてよいでしょう。

肺がんは男女ともに50歳ごろから患者さんが増加し、高齢になるほど罹患《りかん》の割合が高くなります。近年、遺伝子の研究が盛んに行われるようになり、多くのがんと深いかかわりのある遺伝子が発見されています。それと同時に、肺がんに関係がある遺伝子についてもいくつかわかってきていて、複数の遺伝子が関係しているとも考えられています。しかし現段階では、どの遺伝子がどのように、がんの発症にかかわっているか、多くの場合はっきりと断定はされていないのが現状です。

年齢・部位別のがん罹患数割合

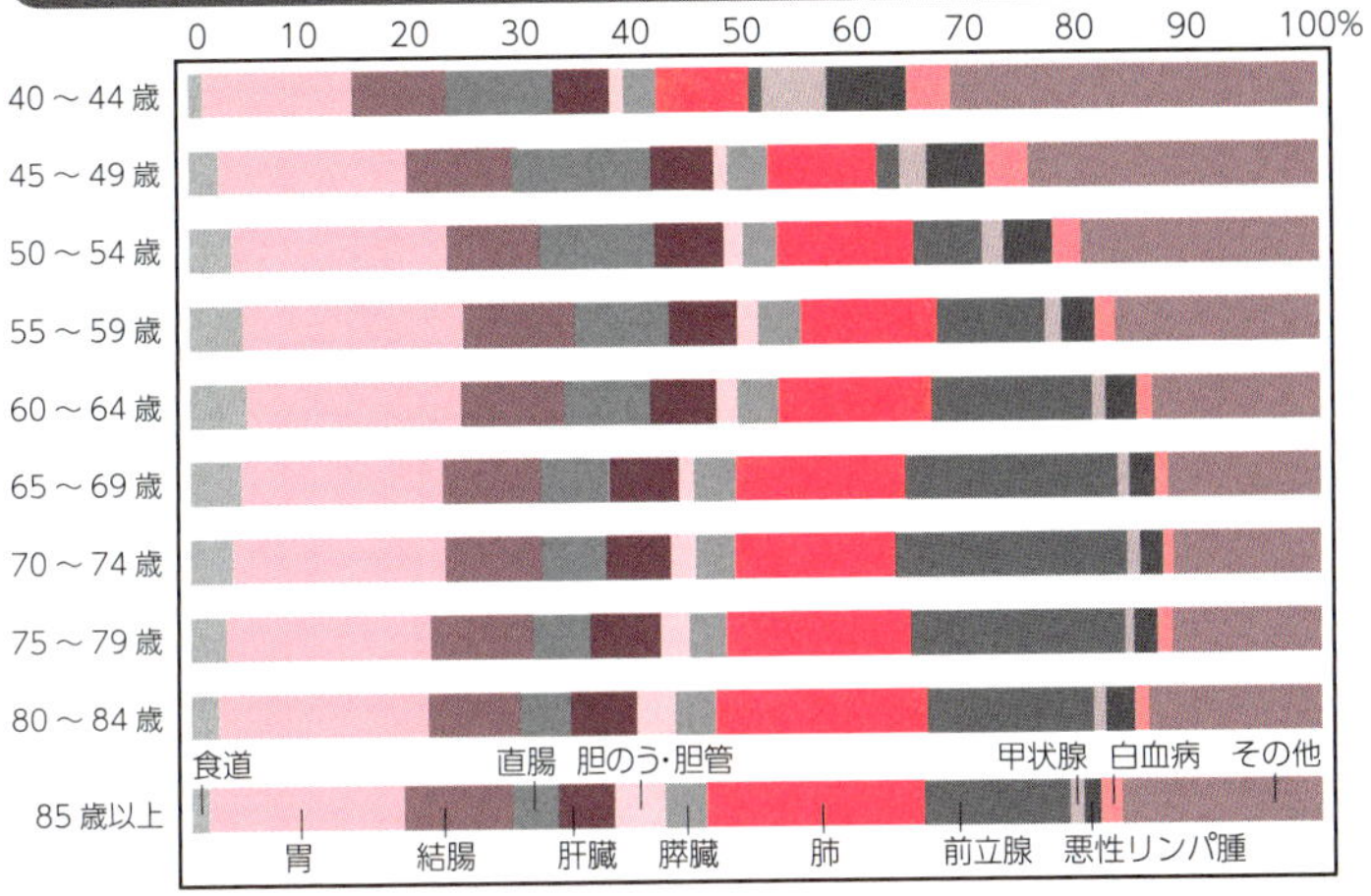

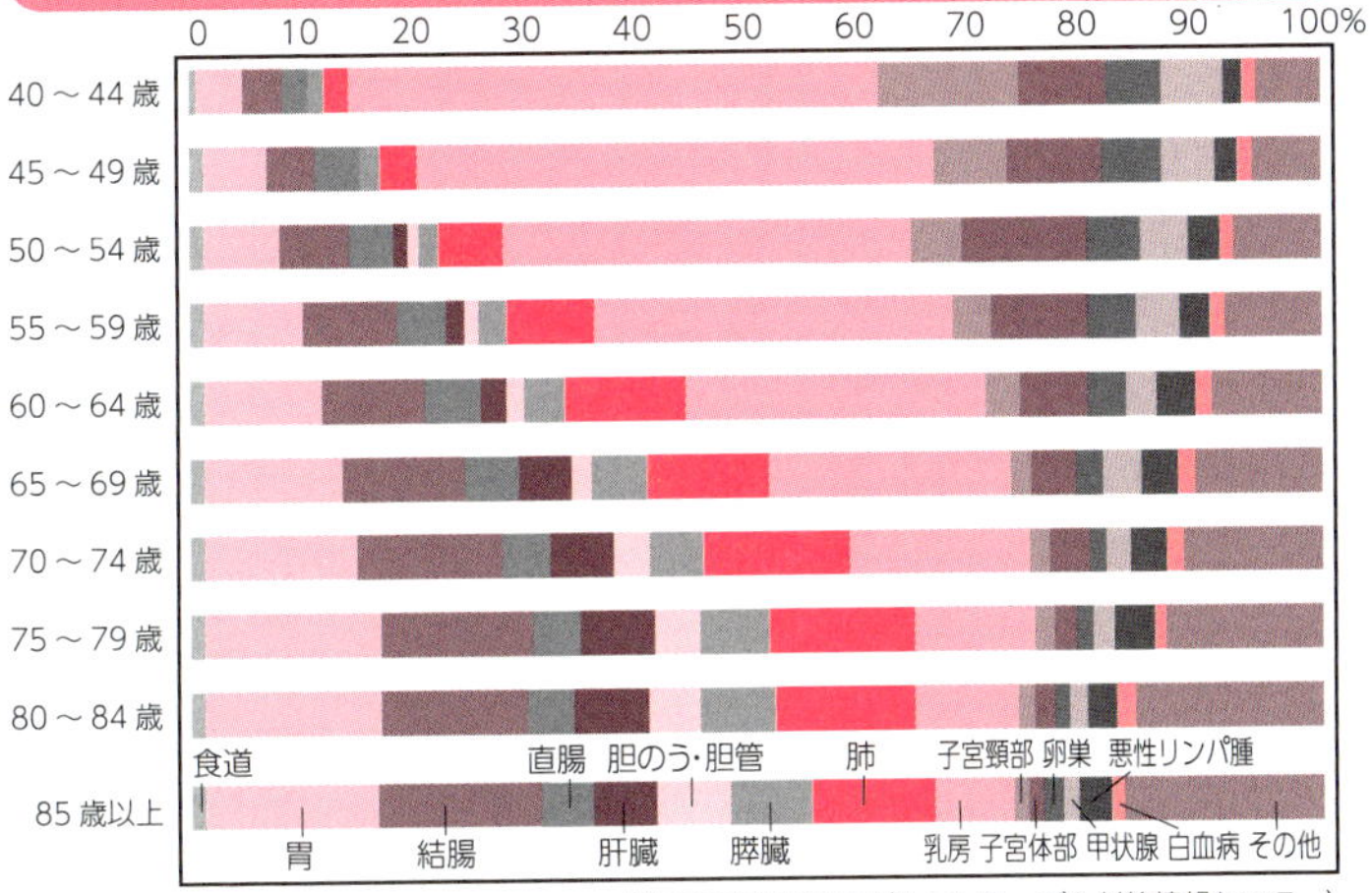

（独立行政法人国立がんセンターがん対策情報センター）

肺がんになる要素の第1位はタバコを吸い続けていること

肺がんの原因は老化だけではなく、タバコなど、いくつかの物質がかかわっていると考えられ、一説によれば肺がんの90パーセント近くは受動喫煙を含めてタバコの煙が原因だといわれます。小細胞肺《しょうさいぼう》がん、扁平上皮《へんぺいじょうひ》がんは、タバコを吸わない人はほとんどかからないがんです。喫煙者の肺がん死の危険度は、非喫煙者の4倍以上だともいわれ、喫煙年数が長い人、1日の喫煙本数が多い人、煙を深く吸い込む人、喫煙開始年齢が若かった人などは、肺がんの危険性がさらに増加することも明らかです。特に重要なのは、喫煙開始年齢。喫煙期間が同じ20年でも30歳から50歳まで吸った人より、20歳から40歳まで吸った人のほうが、より危険度が高いということです。

アメリカでは1970年代に禁煙活動が始まり、肺がんの死亡率が減少しました。日本では喫煙率が低下し2006年には成人の23・8パーセントになったものの現在も肺がんは増加を続け、特に若い女性や未成年者の喫煙は増加傾向にあり、将来への影響が心配されます。

喫煙指数（ブリンクマン指数）

喫煙指数 =1 日の喫煙本数 × 喫煙年数

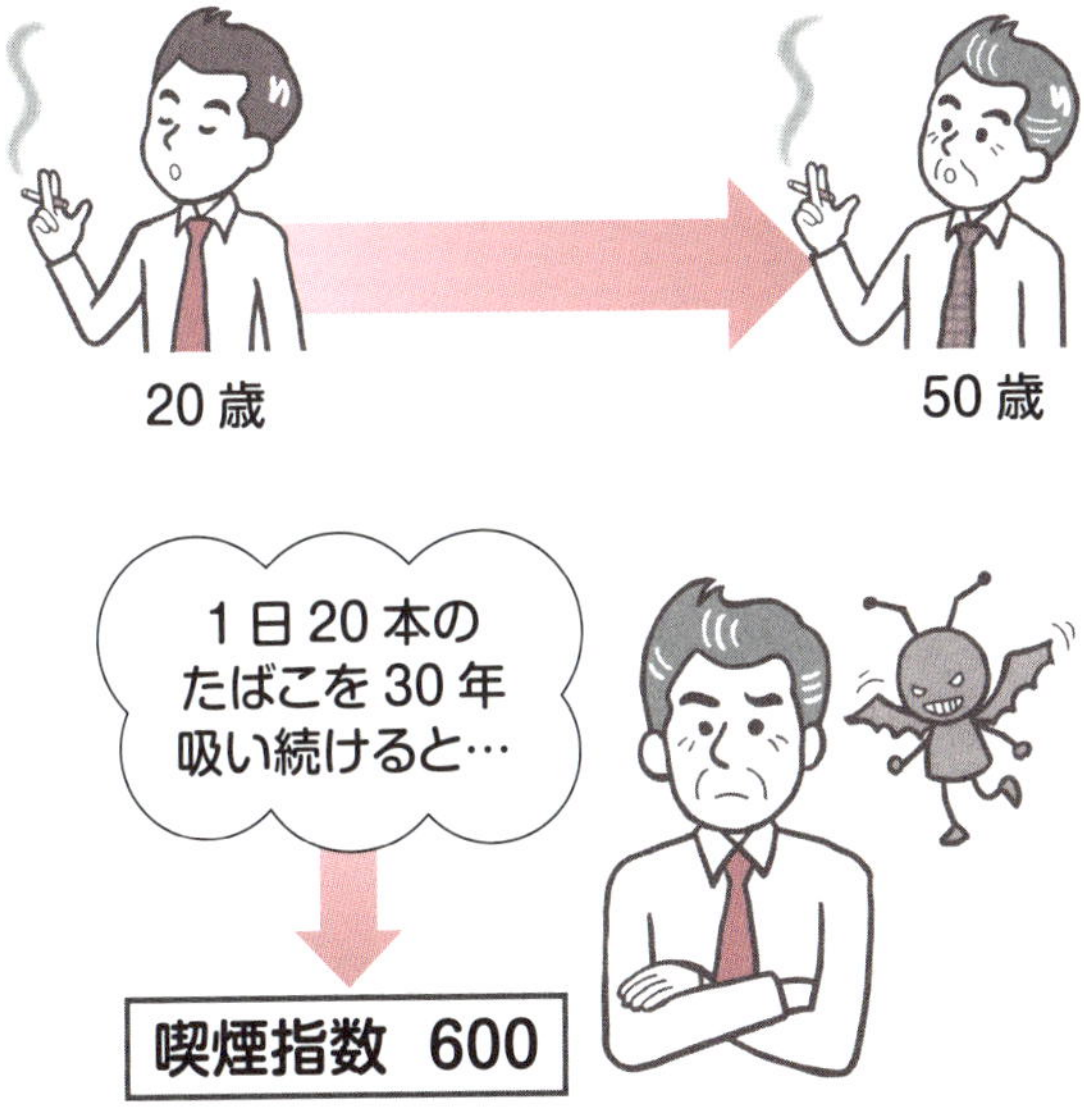
20 歳
50 歳
1 日 20 本の
たばこを 30 年
吸い続けると…
喫煙指数 600

肺がんの高危険度群

1日 20 本のタバコを 30 年吸い続けていると、喫煙指数は 600 となり、肺がん罹患の率も高くなる危険性があります。ですから、喫煙指数が高ければ高いほど、がん化の危険度が上がるということになります。タバコの煙には 4000 種類以上の化学物質が含まれ、そのうちの 200 種類以上が有害物質だといわれます。そして、ニコチンやタールなどをはじめとする発がん性物質が数十種類含まれています。喫煙がどのようにがんに影響するかは研究が進められていますが、「禁煙をしたほうがいい」ということは明らかなのです。

職業性肺がんは断熱材や化学物質を扱う職業でもリスクが高まる

タバコ以外の原因のひとつに「アスベスト（石綿）」があります。耐久性にすぐれ、熱や薬品に強くて電気絶縁性もあり、建材、電気製品、自動車のブレーキなどに多く用いられ、日本では断熱材として大量に使われました。ところが、この繊維を吸入した15～40年後に肺がんや中皮腫《ちゅうひしゅ》を発症することが明らかになりました。欧米では早くから規制されていたにもかかわらず、日本ですべてのアスベストが原則使用禁止になったのは2004年で、潜伏期間の15～40年を考えると、今後の肺がんや中皮腫患者の増加が想像できます。

そのほかに、クロム、ニッケル、クロロメチルエーテル、ヒ素、マスタードガス、ウラニウムなどを扱う職業の人も肺がんになるリスクが高いと考えられています。最近ではほとんど使われませんが、石炭ストーブの燃焼によって生じる汚染も肺がんの発生に関係します。

中国の一部地域では、換気の不十分な部屋で不純物を含んだ植物油を使って高温調理をしているといわれ、それが肺がんのリスクを高めているという報告もあります。

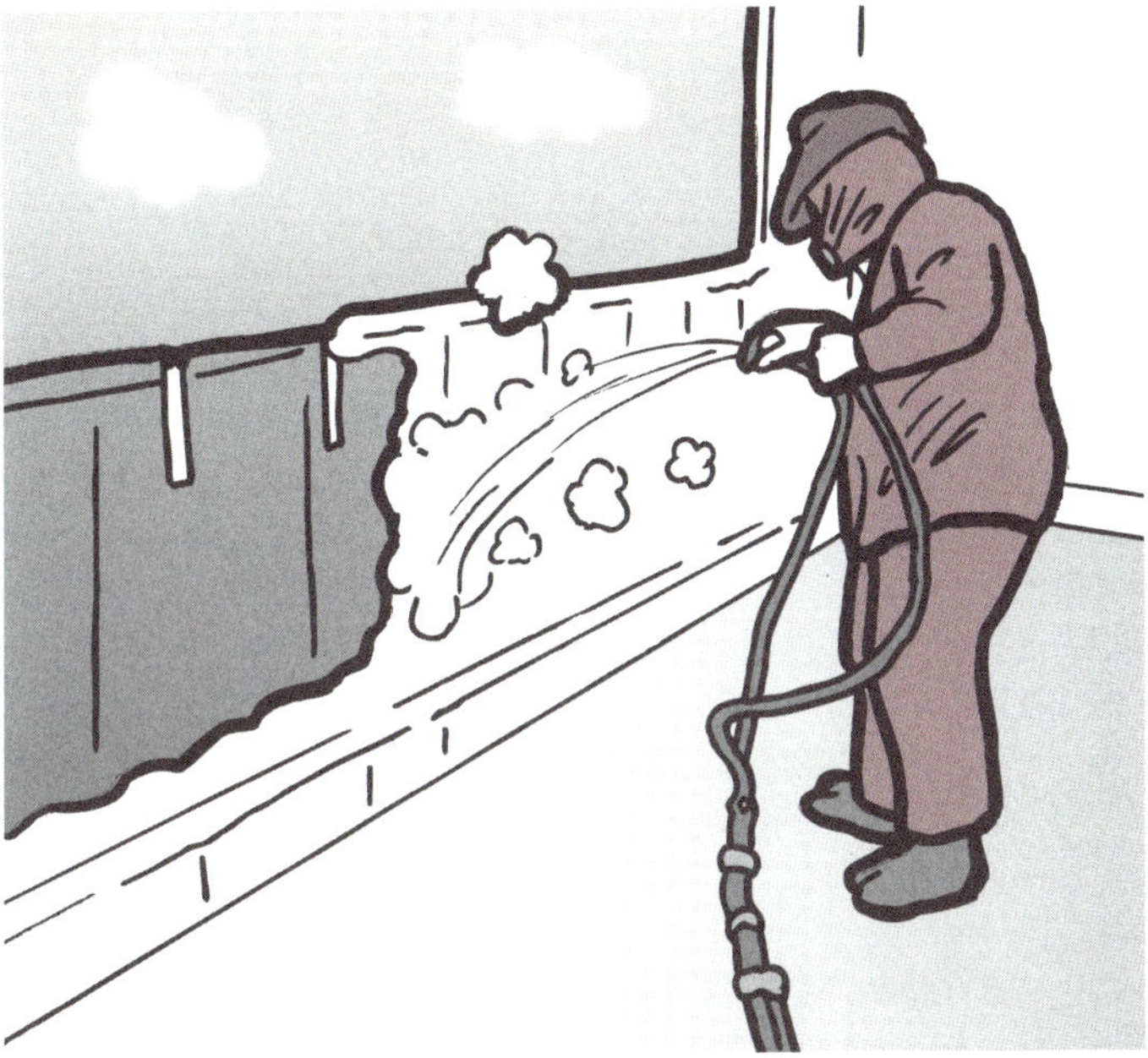

WHOがアスベストのうちもっとも健康被害が強いとされる青石綿、茶石綿の使用禁止勧告を出したのが1989年ですが、日本でその両者が使用禁止になったのは1995年で、6年もあとになります。また、アスベストすべてを原則使用禁止にしたのは2004年です。
中皮腫の発症は体質なども関係しているといわれ、アスベストを吸入しても肺がんを発症しない人もいれば、少量でも発症する人がいます。

★中皮腫とは……

肺の外側にある胸膜《きょうまく》や消化器を囲む腹膜《ふくまく》などにできる悪性腫瘍。アスベストとの関連が深いのが特徴で、片側の肺を侵すことが多く、胸水がたまってくると、胸痛、咳、呼吸困難が現れ、自覚症状として動悸《どうき》、息切れを感じます。発症初期での胸膜・肺全摘出術による治療以外に根治的なものはないといわれています。

コラム

1

がん＝悪性腫瘍とはどんなもの

腫瘍とは、余分な細胞のかたまりです。体を健康に保ち、適切に機能するには、それに必要なだけの細胞が育ち、分裂し、生産されています。しかしその過程で、新しい細胞が必要ないときに分裂し続けることがあり、それが腫瘍となるのです。腫瘍には良性と悪性があり、良性腫瘍はがんとはいわず、切除すれば再発することはなく、切除しないこともあります。

悪性腫瘍は「がん」と呼び、すべての臓器や組織に発生する可能性があります。悪性腫瘍の細胞は「がん細胞」と呼ばれ、無秩序に分裂して制御も規制もできません。そして、周囲の組織を侵略して破壊する「浸潤《しんじゅん》」を繰り返し、遠く離れた臓器にも飛んでいき「転移」をします。

がん（悪性腫瘍）は上皮細胞にできる「癌《がん》」と、非上皮細胞にできる「肉腫」とに分けられます。

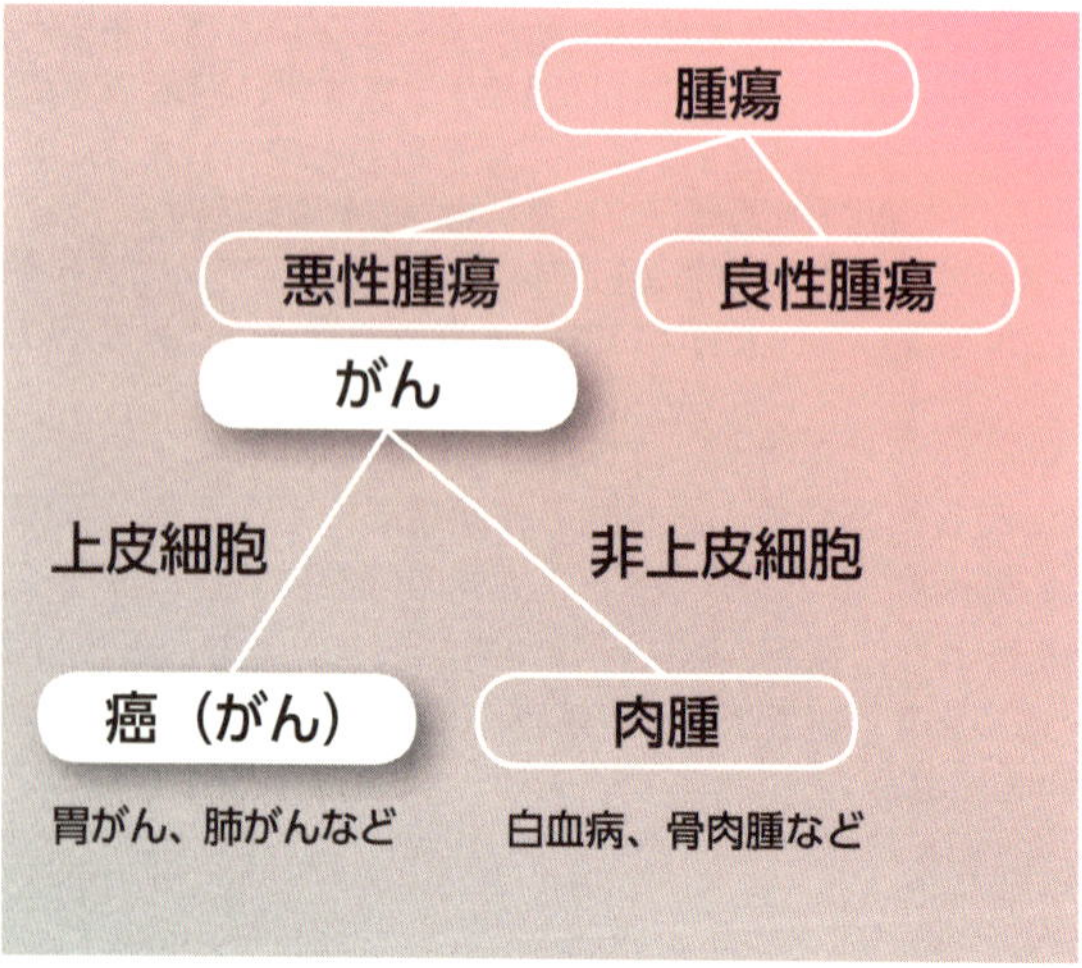

第2章

肺がんにはどんな自覚症状があるか

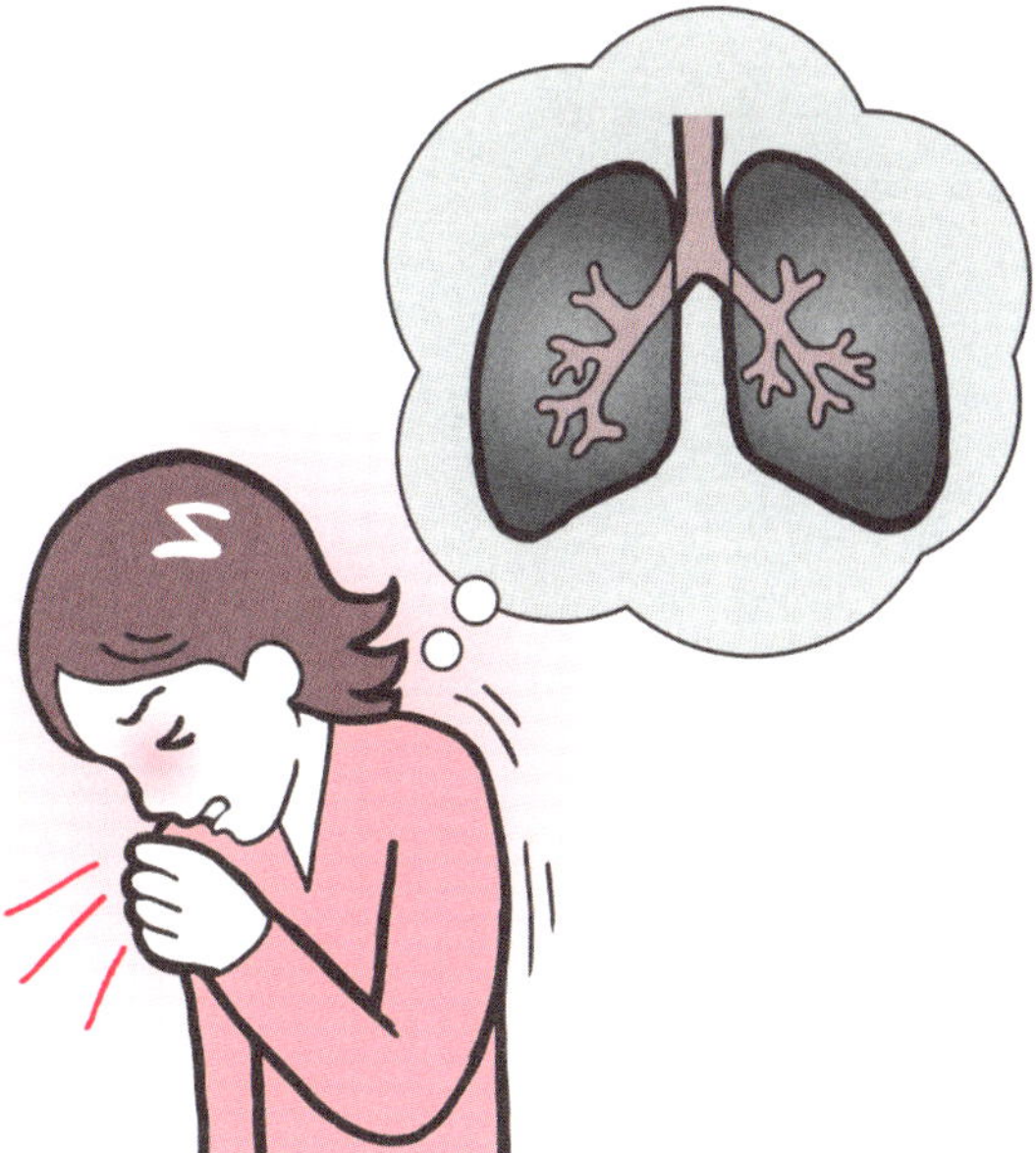

肺がんが疑われる自覚症状にはどんなものがあるのか

　肺がんの自覚症状は咳《せき》、痰《たん》、血痰《けったん》、発熱、胸痛などでかぜや呼吸器疾患と似ており、早期に発見するには検診を受けることが大切。喫煙が関係する小細胞《しょうさいぼう》肺がん、扁平上皮《へんぺいじょうひ》がんは咳や痰、血痰などの症状が比較的出やすいという特徴があります。血痰が数日以上続いたり咳、胸痛を認めたら、受診して胸部X線写真や喀痰細胞診《かくたんさいぼうしん》検査を受けることが必要です。また、止まらない咳や胸痛、息切れ、喘鳴《ぜいめい》、血痰、声のかれ、疲労、食欲不振、体重減少などの症状は、単なるかぜだと思って受診しない人も多いでしょうが、発熱がないのに症状が続くなら、早めの受診が大切です。いっぽう喫煙に関係が比較的うすいとされる腺がん、大細胞がんは症状が出にくく進行してこないと喀痰細胞診検査では発見しにくいので、X線検査が発見のきっかけになることが多いようです。ただし、X線写真では骨や血管、心臓などにより、死角が多いので早期発見には必ずしも適していません。最近は、CT検査で10ミリ以下の小さな異常も発見可能になったので、早めに検診を受けることをおすすめします。

肺がんの自覚症状

- □ 咳がなかなか止まらない
- □ 痰に血液が混じる (血痰)
- □ 呼吸困難や息切れを感じる
- □ 持続する胸の痛みがある
- □ かぜでもないのに熱が出る
- □ 声がかれる
- □ 肺炎、気管支炎を繰り返す
- □ 首や顔が腫れる
- □ 食欲が減退する。または体重が減少する
- □ 食べ物や飲み物が飲み込みにくい (嚥下《えんげ》障害)
- □ 疲労感がある

※ これらの症状は肺がんに限りません。
自覚症状を感じたら受診をすることが肝要です。

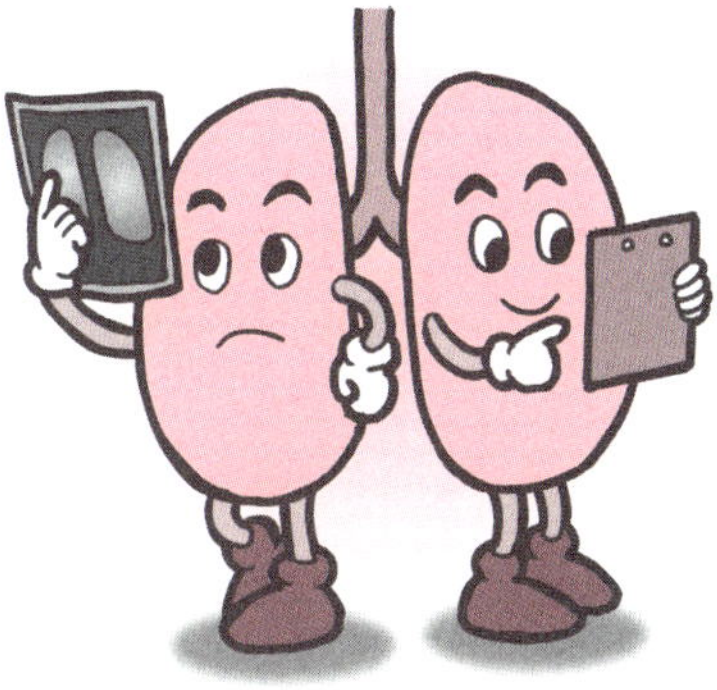

腫瘍の進展や浸潤《しんじゅん》によって発生する症状

◎咳

咳は気管や気管支、胸膜などの刺激によって発生するので、かぜや肺炎、気管支炎などでもよく見られます。しかし、咳や痰《たん》が2週間以上続くときや、治療しても治らないときはがんの可能性を考えて受診しましょう。肺の入り口にできる肺門型肺がんは早期から咳や痰が出やすく、進行してがん性リンパ管症が発生すると、かなりつらい咳が続きます。

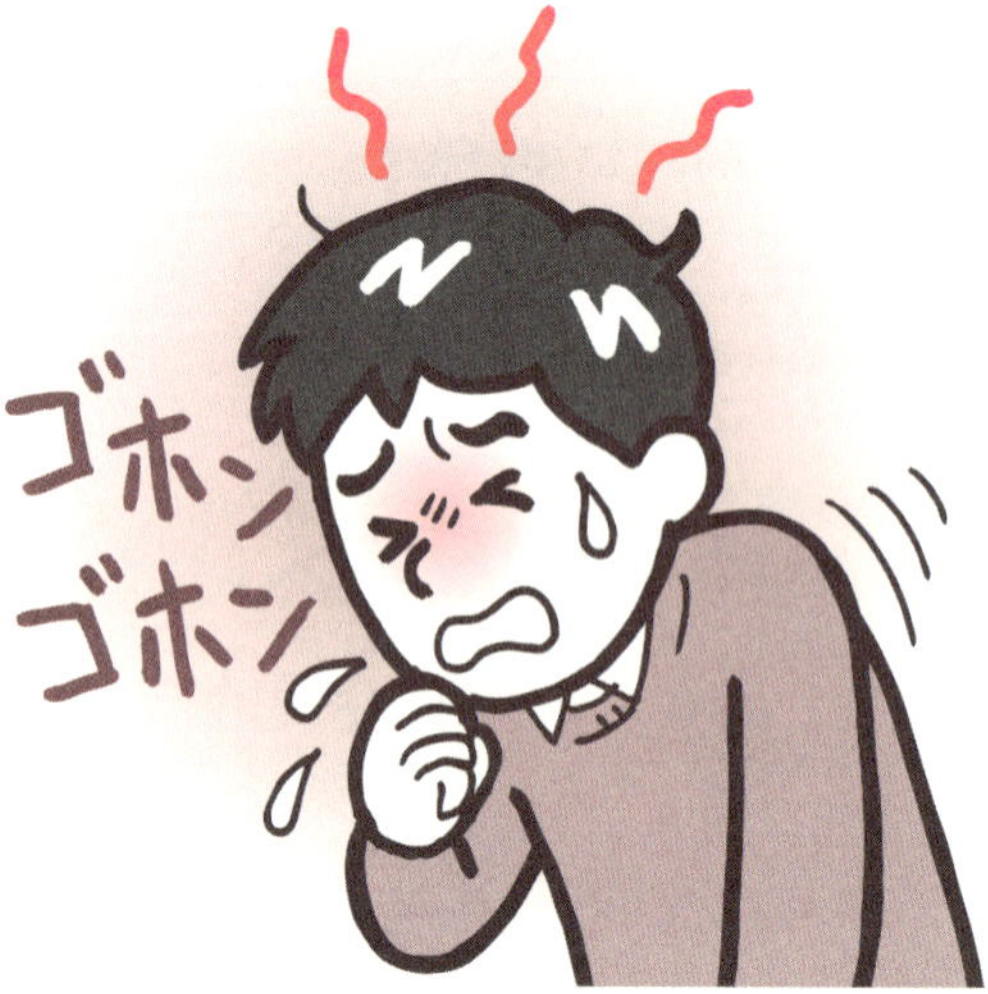

肺がんの進展として、周囲の組織への浸潤や転移などによって咳の症状が現れることもあります。

◎喀痰《かくたん》・血痰《けったん》

咳と同様に、中枢の気道ががんの浸潤を受けることにより、痰が出るようになります。さらに、がんの浸潤が気管支粘膜を破壊したり、気道《きどう》内腔《ないくう》に腫瘍が出て腫瘍の表面から出血があったりすると、痰に血が混じる「血痰」が認められるようになります。

血痰は結核や気管支拡張症でも見られるので、呼吸器科を受診して原因を調べたほうがよいでしょう。

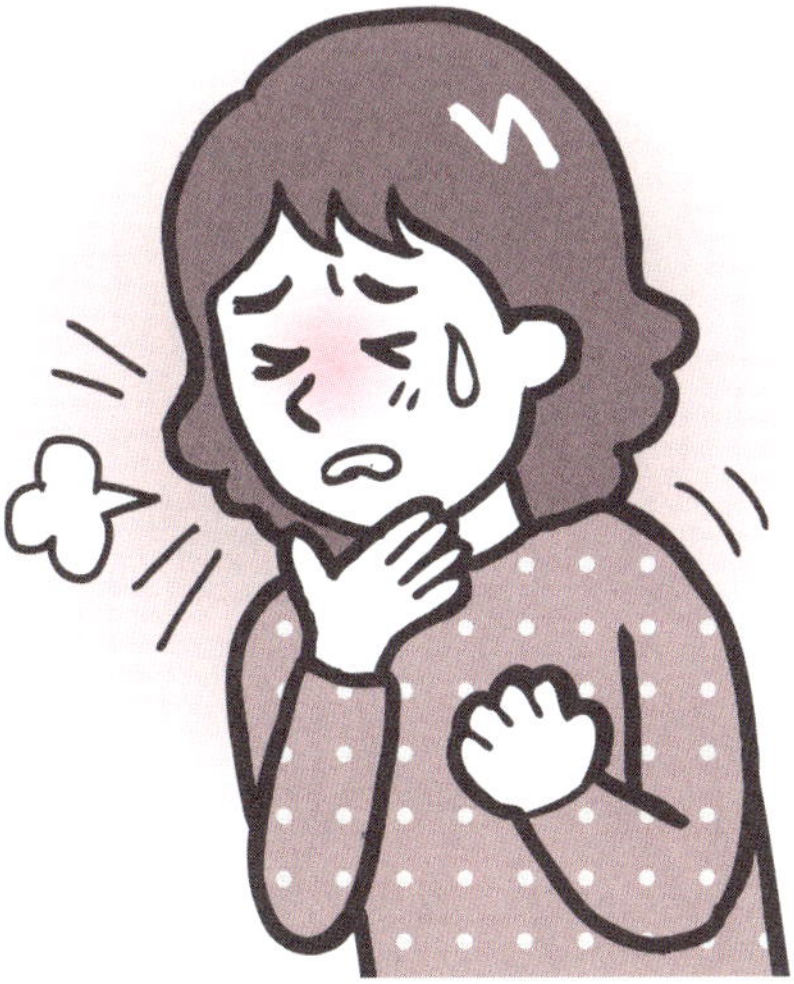

腺がんでは多量の痰が出ることがあります。痰や血痰が出て、なかなか治らないときは専門医に相談しましょう。

◎呼吸困難

がんの進展に伴って、息の出し入れをするスペースが減ってくると呼吸困難になっていきます。そして、腫瘍《しゅよう》や気道分泌物が増え、空気が通りにくくなると気道が閉鎖されてしまいます。細気管支肺胞上皮《さいきかんしはいほうじょうひ》がんといわれる一部の腺がんでは、がんの進行によって有効な呼吸をするスペースが減ってしまい、呼吸困難が進行してしまうことがあるので、専門医を受診しましょう。

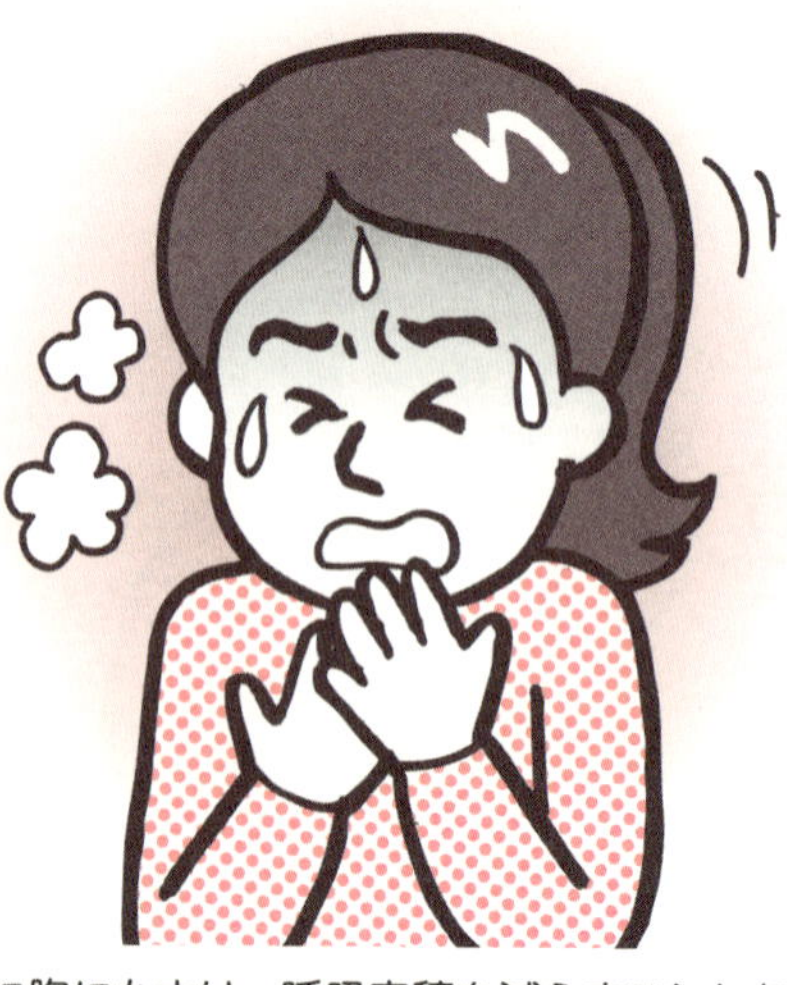

胸水が大量に胸にたまり、呼吸容積を減らすこともあります。また、肺動・静脈ががんで浸潤され、血流障害を起こす場合にも呼吸困難が見られることがあります。

◎胸の痛み

がんの病巣が胸膜《きょうまく》に進展すると、胸の痛みを感じることがあります。そして、がんの胸壁《きょうへき》への浸潤が進むと、胸壁を形成している筋肉、肋骨《ろっこつ》などが破壊されていき、胸の痛みが激しくなります。

また、肺の上端の突出部分にがんが浸潤すると、腕を支配する神経が侵されることによって、胸壁だけでなく腕にも痛みやしびれを感じるケースもあります。

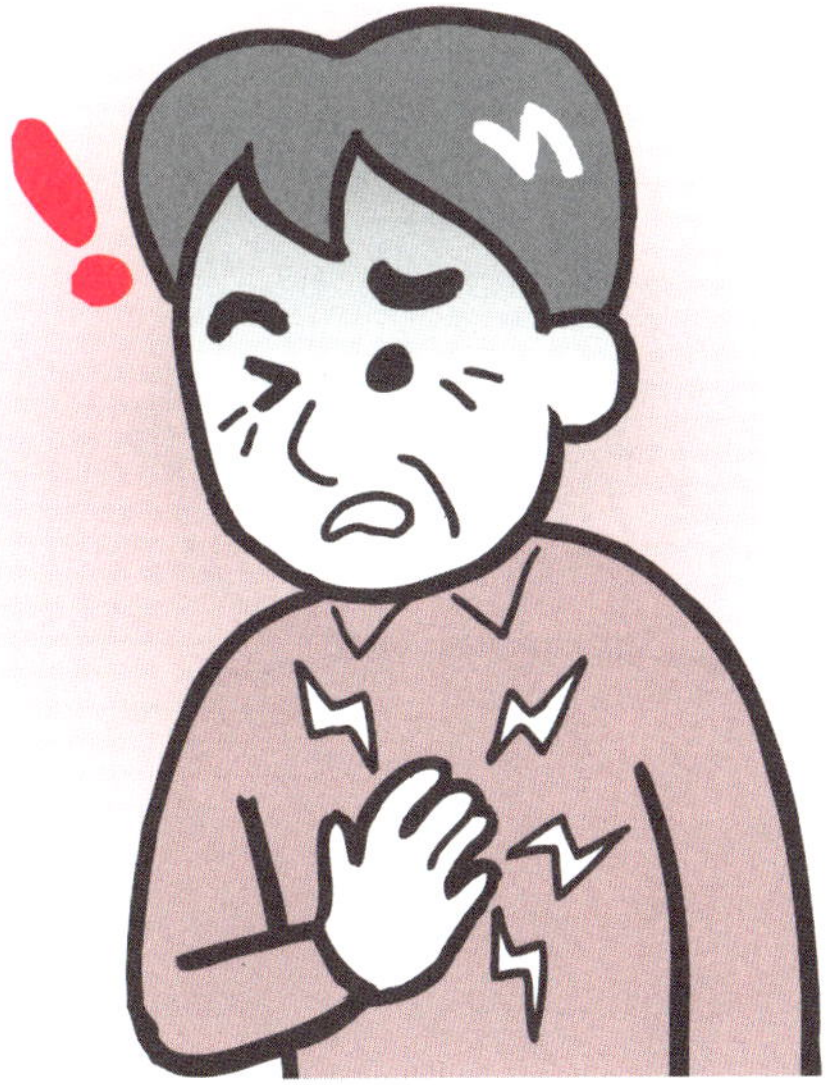

がんが進行していくと胸の痛みを感じることがあります。がんの浸潤部分によっては、腕にも痛みを感じたりしびれを自覚したりするようになります。

◎発熱

発熱は肺がん以外の病気でも見られ、咳や痰と同様、特徴的な症状ではありません。

肺がんで見られる発熱は、中枢気管支の閉塞によって現れる肺炎によるものと、腫瘍《しゅよう》の中心部が壊死《えし》を起こしてそこに感染が起きるもの、また、腫瘍が特殊な発熱作用を持った物質を産生して血液中に放出することによるものがあります。抗生物質を服用しても熱が下がらないときは、がんの可能性を考えましょう。

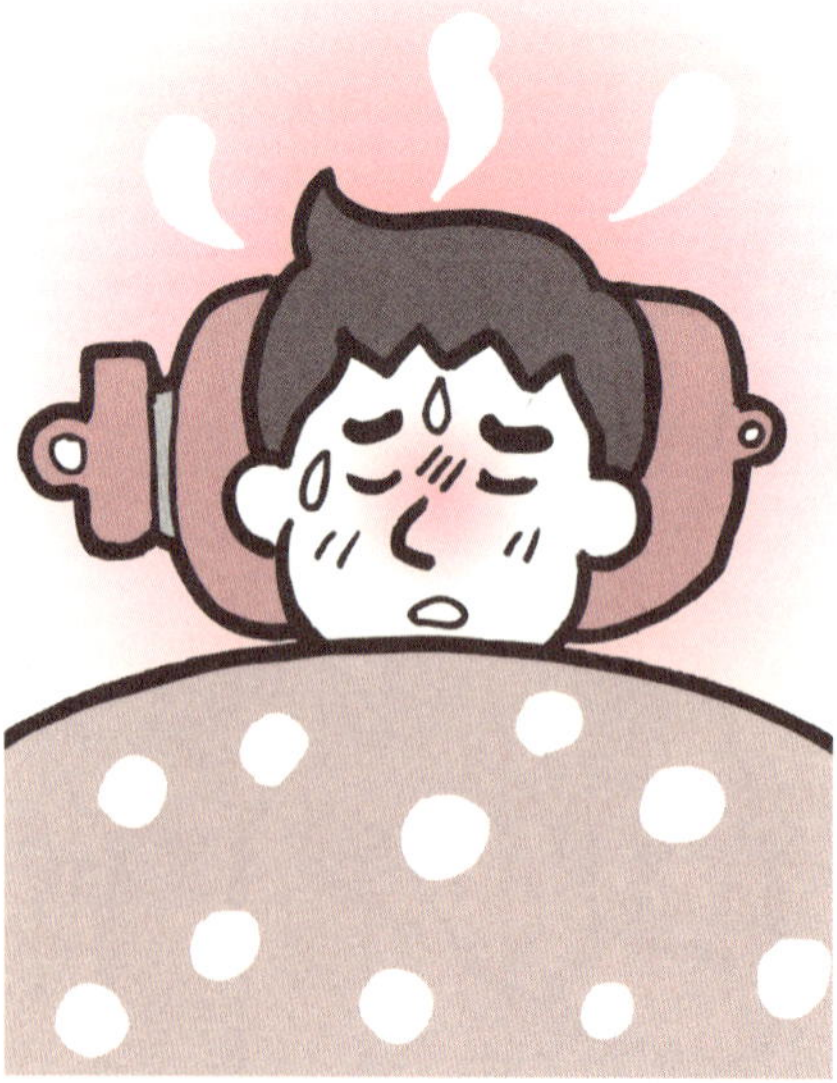

閉塞性肺炎などの感染が主な原因の場合、抗生物質の投与で熱が下がることもあります。しかし、それ以外の場合、肺がんそのものの治療が行われないと発熱は治まりません。

◎声のかすれ

のどにある声帯をコントロールする神経を肺がんが麻痺《まひ》させることにより、声がかすれたり出にくくなったりすることがあります。その神経の通路に肺がんが直接進展する場合や、反回神経という声帯を動かしている神経周囲のリンパ節に転移する場合に多く見られます。ひどい場合には、食べ物や飲み物が気管に入ってしまう「むせ（誤嚥《ごえん》）」を伴うこともあるので、早めに受診したほうがよいでしょう。

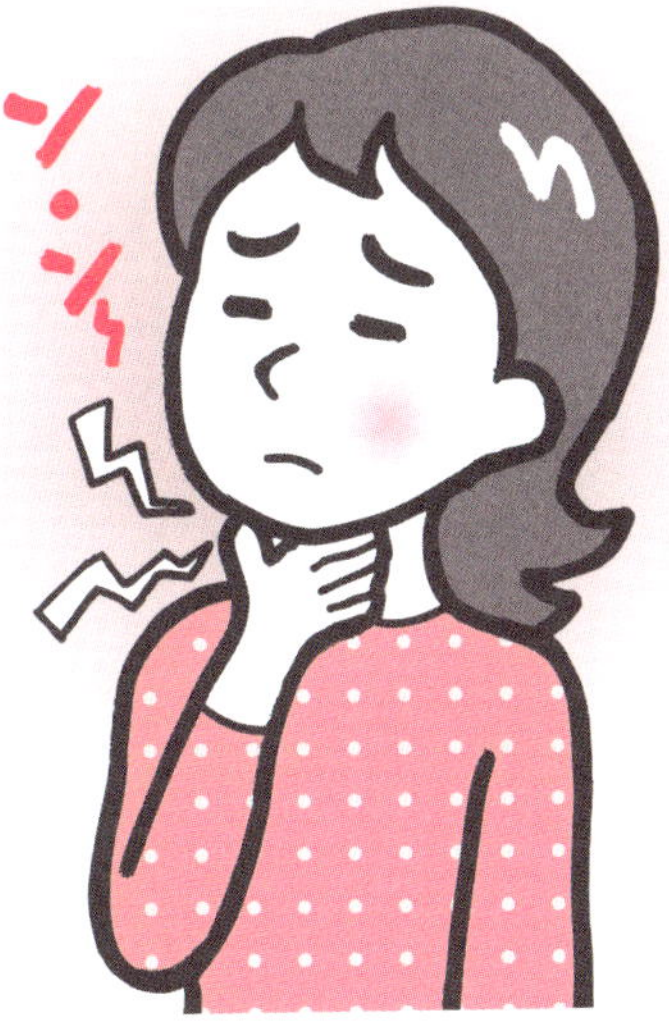

声のかすれや声がれは左側の肺がんで起きやすい症状です。しかし、左右いずれにしても肺がんとしてはかなり進行した症状だと考えられます。

◎嚥下《えんげ》障害

食べ物や飲み物がのどを通りにくくなることを嚥下障害といいます。食道の近くにあるリンパ節などががんの転移によって腫れると、食道の壁が圧迫されて食べ物や飲み物が通りにくくなるのです。

肺がんの病巣が食道壁を圧迫したりすると、嚥下障害が起こります。これも、肺がんとしてはかなり進行した状態だといえるでしょう。

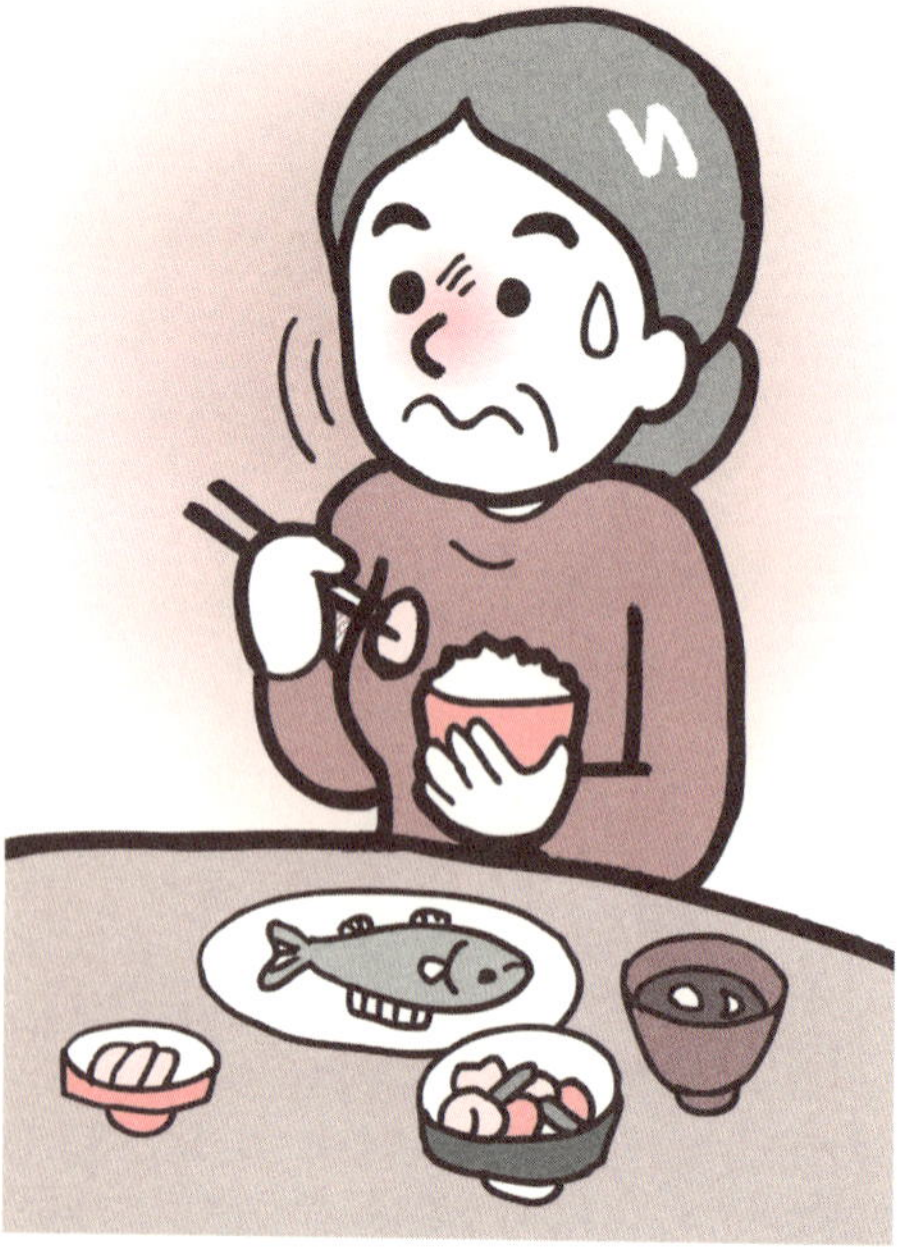

◎血流の障害

血流の障害によって、顔面、首、上肢のむくみ（浮腫《ふしゅ》）、皮膚表面の静脈の怒張《どちょう》（血管のふくれ）、頭痛、意識障害などの症状が現れることがあります。

これらは、胸腔《きょうくう》内にある上大静脈や腕頭《わんとう》静脈などのような心臓へ流れる直前の太い血管が、肺がんによって直接浸潤《しんじゅん》されたり、血管周囲のリンパ管が腫れて血管を圧迫したりして、血流が障害されることによって起こります。

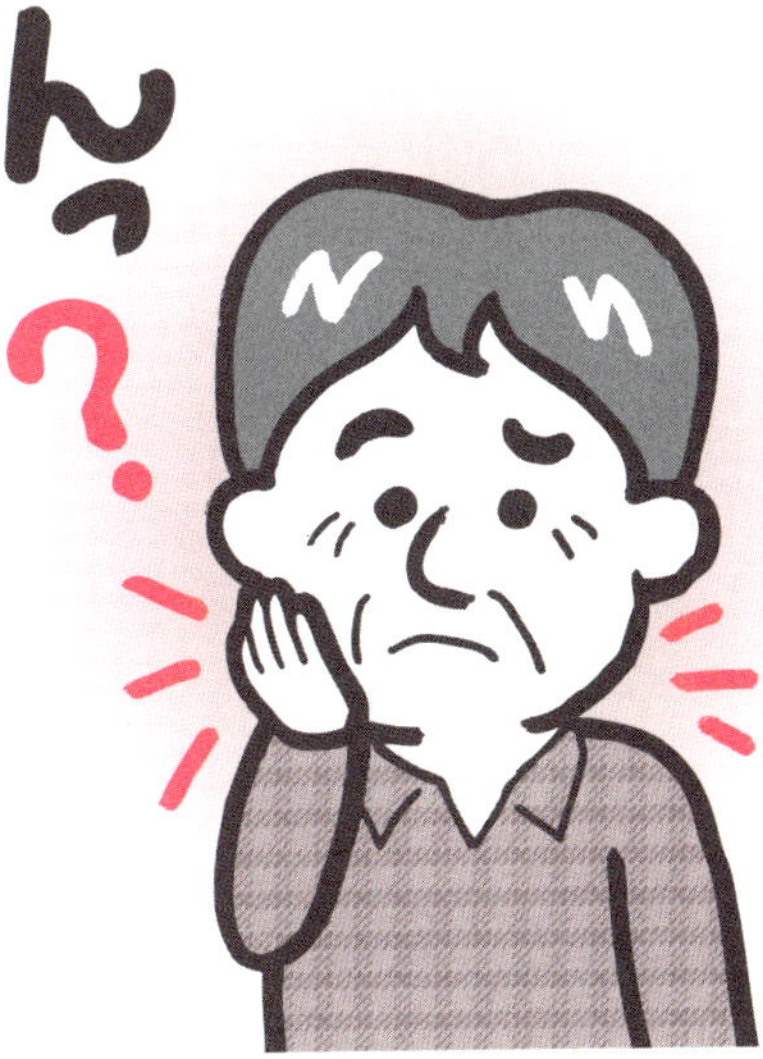

血流の障害によって現れる顔面や首や上肢のむくみ（浮腫）、皮膚表面の静脈の怒張《どちょう》（血管のふくれ）、頭痛、意識障害などは、右肺のがんで多く見られます。

◎ホルネル徴候《ちょうこう》

腫瘍と同じ側の瞳が縮小したり、まぶたが下がったり、片方の顔面だけ汗をかいたりする症状が見られることがあります。

これらは、脊椎《せきつい》の脇を走行している交感神経が侵されることによって起こります。暑くないのに顔面の片側だけ汗をかくようなことがあれば、まずかかりつけ医に相談してみましょう。

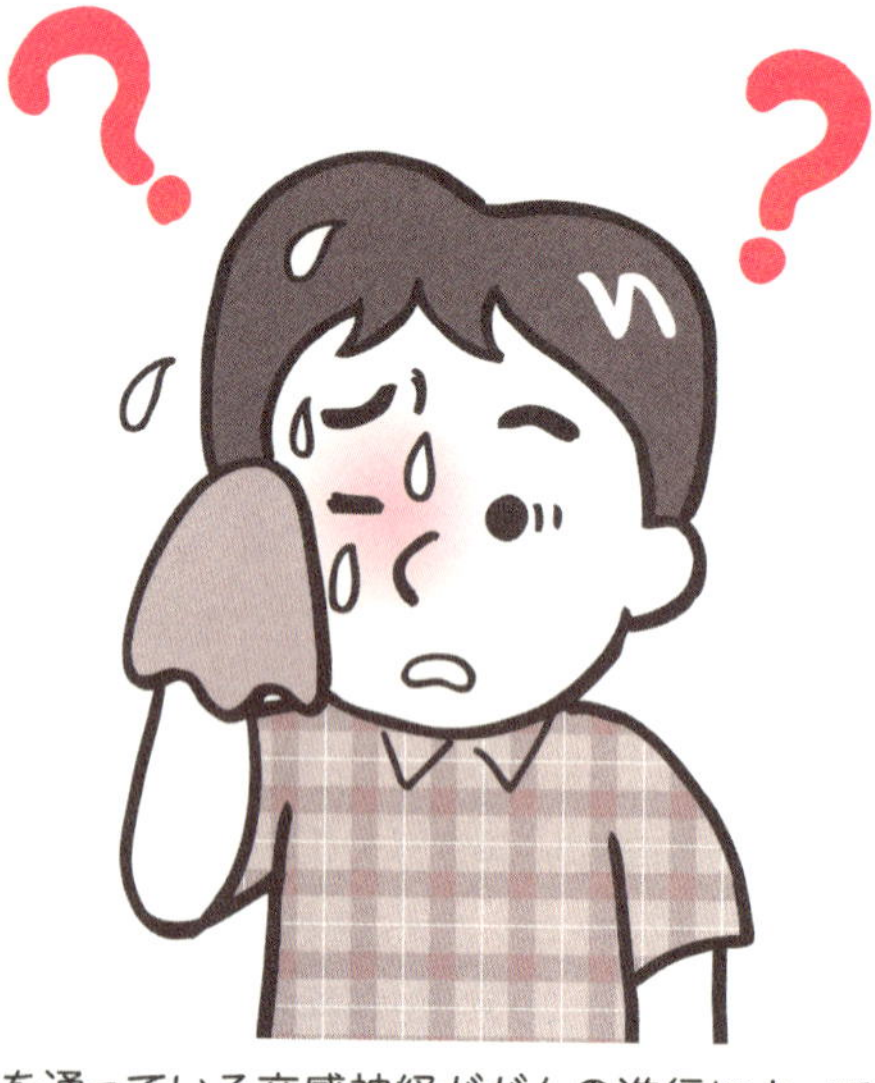

脊椎の脇を通っている交感神経ががんの進行によって侵されると、瞳が縮小したりまぶたが下がったり、片方の顔面に汗をかいたりする症状が見られます。

◎パンコースト症候群

背中や首の付け根に痛みを感じることがあり、これらは、肺の上端の突出部分（肺尖部《はいせんぶ》）の近くにできた肺がんが胸壁へ浸潤《しんじゅん》することによって起こります。これを肺尖部胸壁浸潤肺がん、あるいは「パンコースト腫瘍《しゅよう》」といい、伴って発生する症状を「パンコースト症候群」と呼びます。肺の上端には交感神経幹《こうかんしんけいかん》、腕神経叢《わんしんけいそう》、椎体《ついたい》などが存在し、それらが破壊されて肩、上肢、背部の激しい痛みや上肢近くの内側筋の萎《い》縮《しゅく》が現れます。

パンコーストとは、この症候群を最初に報告した医師の名前です。パンコースト症候群は背中や首の付け根の痛みが現れるため、整形外科や接骨院などを受診する人が多いようです。そのため肺がんの発見が遅れ、がんが進行してしまうこともあるので気を付けましょう。

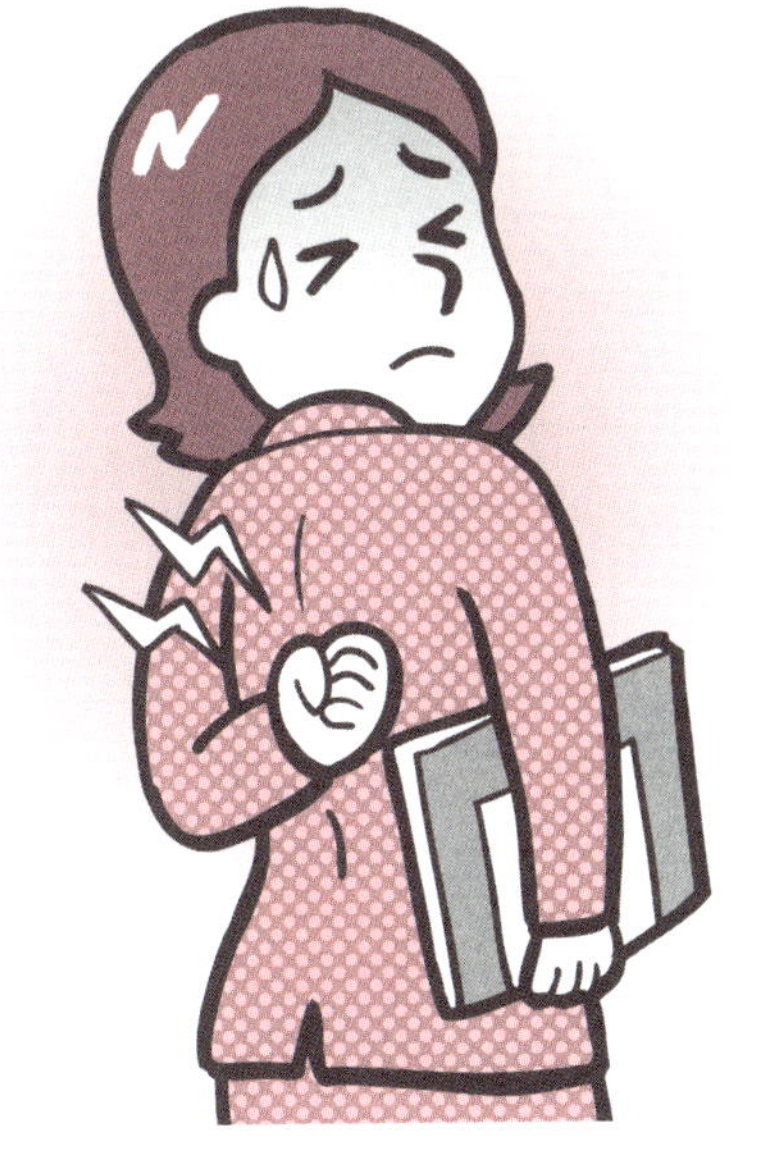

◎腫瘍随伴症候群《しゅようずいはんしょうこうぐん》

腫瘍自身の増大や転移、浸潤《しんじゅん》などによって、前述した咳、血痰、胸の痛みなどが引き起こされます。そうした症状以外にも、がん細胞が生理活性物質というタンパク質を血液中に放出したり、生物学的な反応を起こしたりすることによって起こる症状を腫瘍随伴症候群といいます。それには、食欲不振、脱力、嘔吐、傾眠《けいみん》、悪心《おしん》、発熱、出血などのさまざまな症状があります。

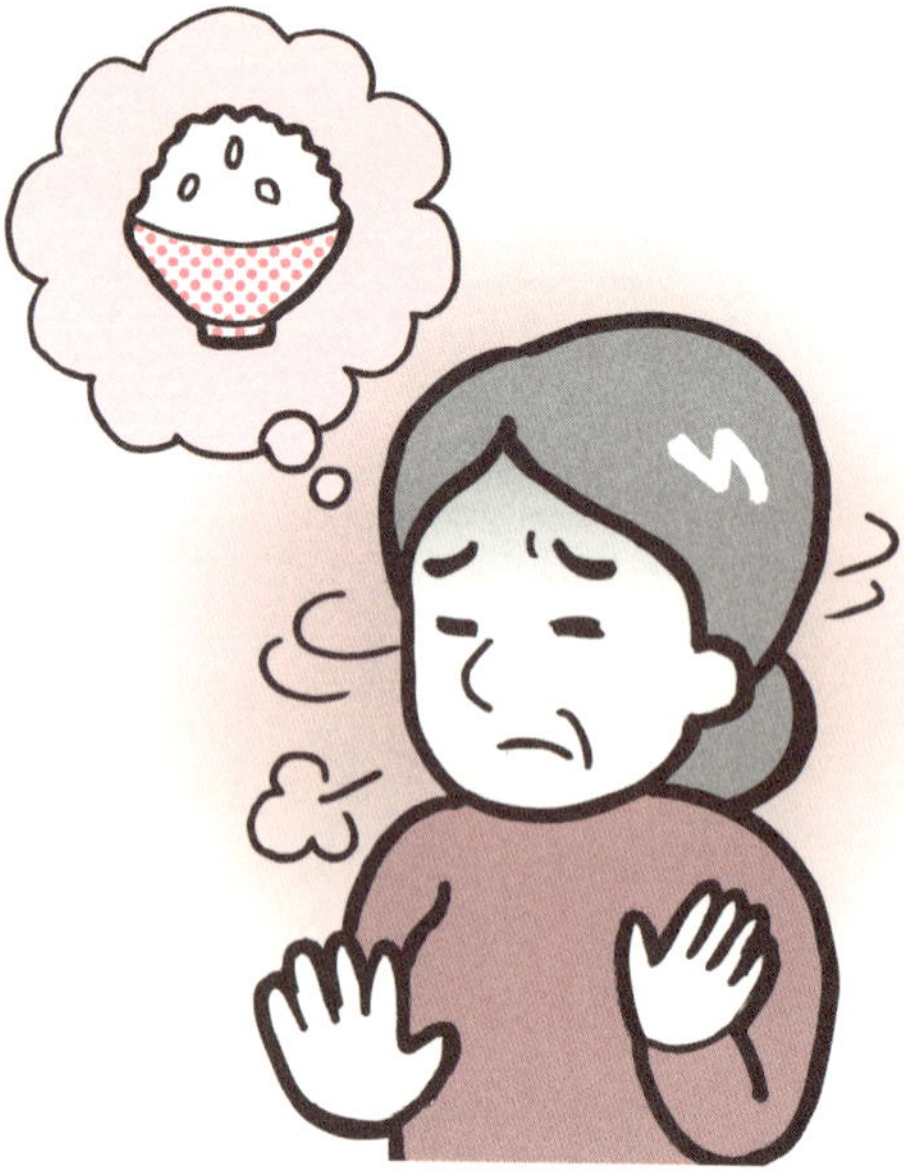

腫瘍随伴症候群のひとつとして、食欲不振や嘔吐、脱力などがあります。これらの症状をなくすには原病である肺がんの治療が必要です。

◎ばち状指

腫瘍随伴症候群の中には、ばち状指というものがあります。

四肢の骨関節が肥大し、爪の湾曲度が増して太鼓のばち状に腫れるという症状が特徴です。

肺がんの特徴的な症状というわけではなく、慢性の肺疾患や心疾患の人にも見られます。

そのメカニズムは明らかではなく、肺機能の低い人に好発《こうはつ》すると考えられています。

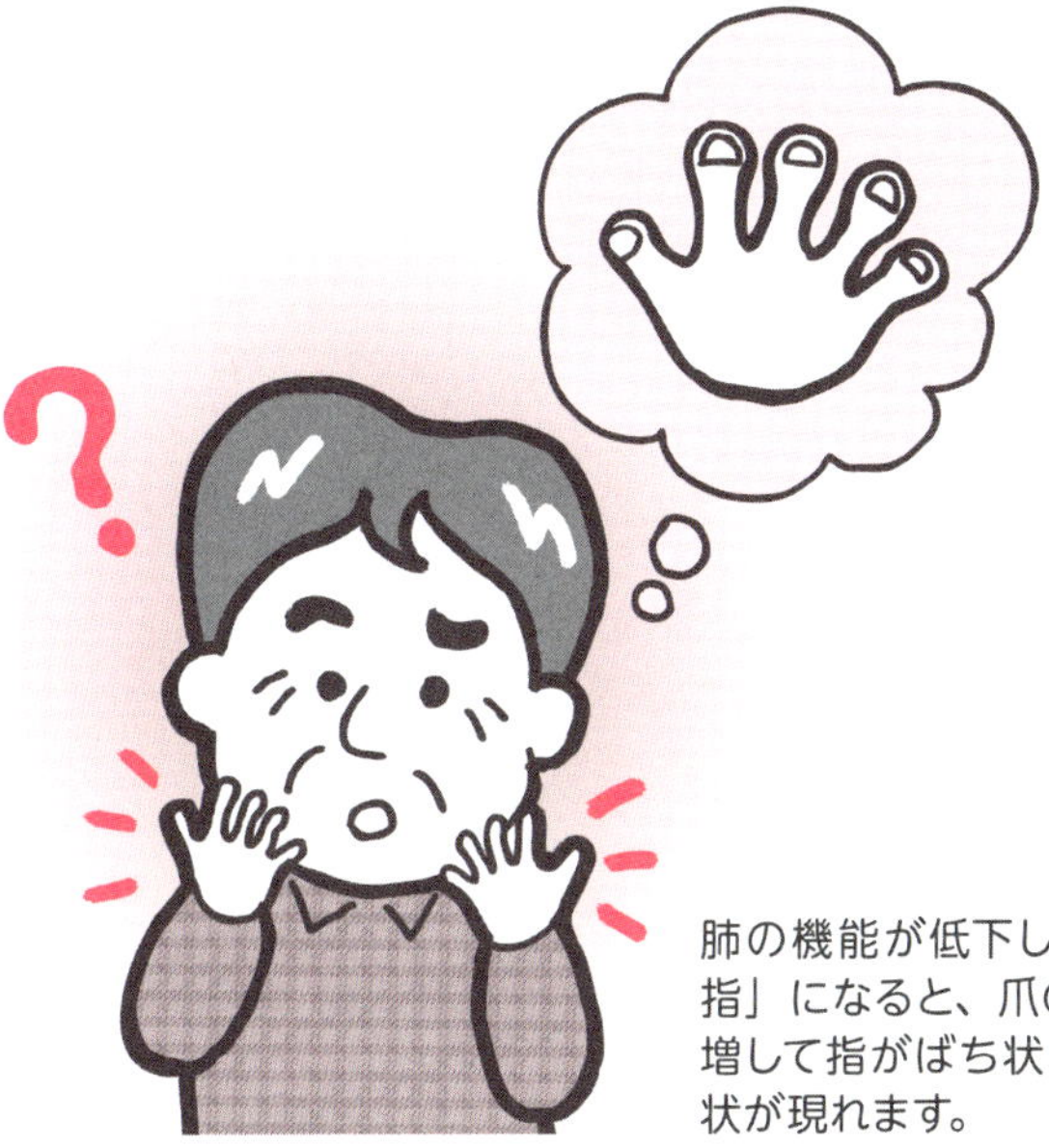

肺の機能が低下して「ばち状指」になると、爪の湾曲度が増して指がばち状に腫れる症状が現れます。

肺がんが進行したときの症状はどんなものなのか

肺がんとかぜの症状との違いは「血痰《けったん》」が出るかどうかです。かぜをひいたとき痰は出ますが、血痰が出ることはほとんどありません。痰がひどくなったり、喫煙者で血痰が継続して出たりする場合は注意が必要です。かぜが治ってから2週間以上、痰が出たり、発熱がないのに咳が続いたりするときは専門医に相談しましょう。

肺がんが進行すると、胸の痛み、呼吸困難、発熱、声のかすれなどが現れます。さらにがんが胸膜に浸潤《しんじゅん》していると、胸に痛みが生じ、脳に転移すると頭痛や視力障害などが起こります。これらの症状は、がんがかなり進行した段階だと考えられます。

しかしその状態が、手遅れかどうかは検査をしてみないとわかりませんから、1日でも早く専門医を受診するようにしましょう。

がんは発見が遅れると治癒の可能性が低くなるので、「もしかしたら肺がんかもしれない……」と疑いを持ったら専門医に相談しましょう。

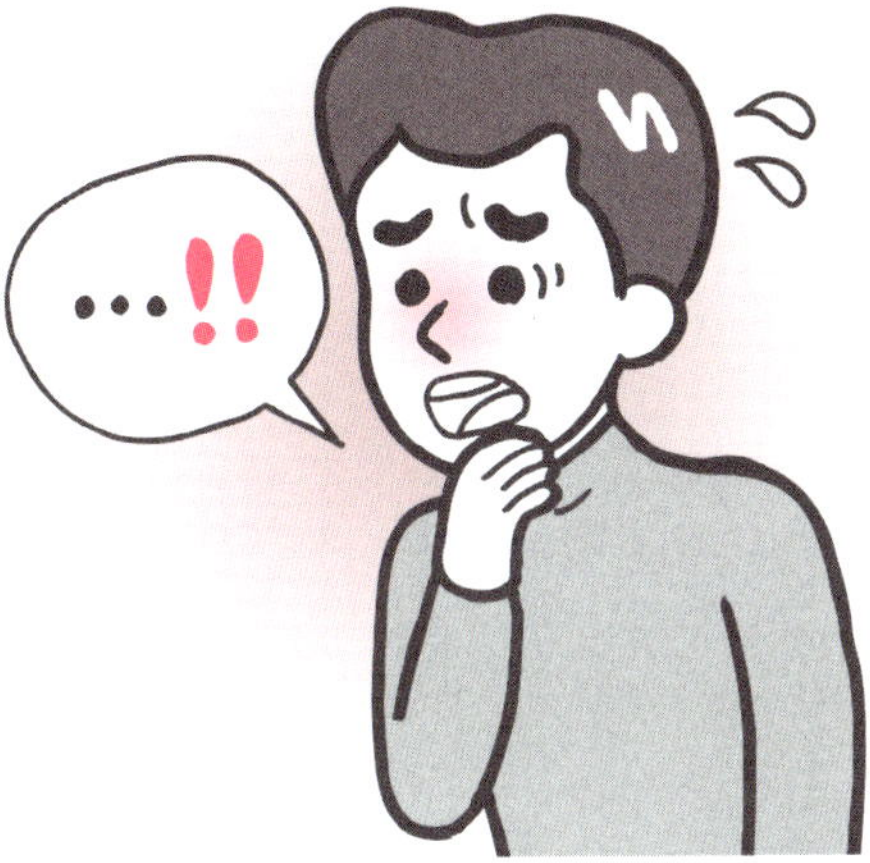

がんによって気管支が詰まったり、痰がたまったりして肺炎が起きると発熱が生じます。声のかすれは声帯をコントロールする神経を、肺がんが麻痺させて起こります。

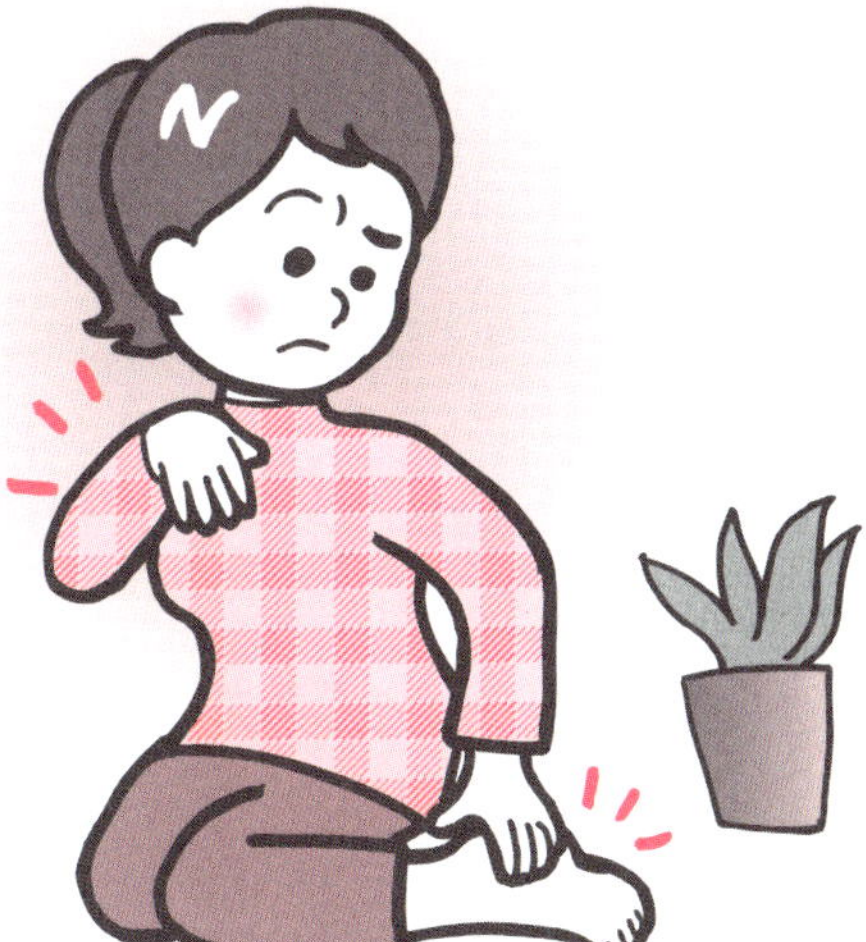

がんが脳に転移すると、頭痛や嘔吐、手足の麻痺や視力障害が起こり、骨に転移してしまうと強烈な痛みを感じます。

治癒の可能性を高めるためには早期発見がかなり重要

これまで説明したような症状が見られ、少しでも肺がんを疑うことがあったら、1日でも早く受診して検診を受けることが肝要です。早期の肺がんには特に症状はありませんし、かなり進行しても症状が出ないこともあるため、早い時期に発見するのが困難な病気なのです。ですから、症状を自覚したときには、すでに進行しているケースも多いので、40歳以上の人は年に1度の検診をおすすめします。たとえば喫煙指数400以上の喫煙経験の人はCT検診が有効です。米国臨床試験でCT検診を受けた人がレントゲン検診を受けた人に比べて、肺がん死亡率が20パーセント減ったというデータも示されています。

がんがどの場所に、どのぐらいの大きさで、どのぐらい広がっているかを調べるのは、胸部X線とCT検査です。肺がんであることを確定するには、病巣から組織を採取して顕微鏡で調べ、がん細胞があることを確認する必要があります。こうした診断をするのは専門医ですから、早めに専門医への受診が必要となるわけです。

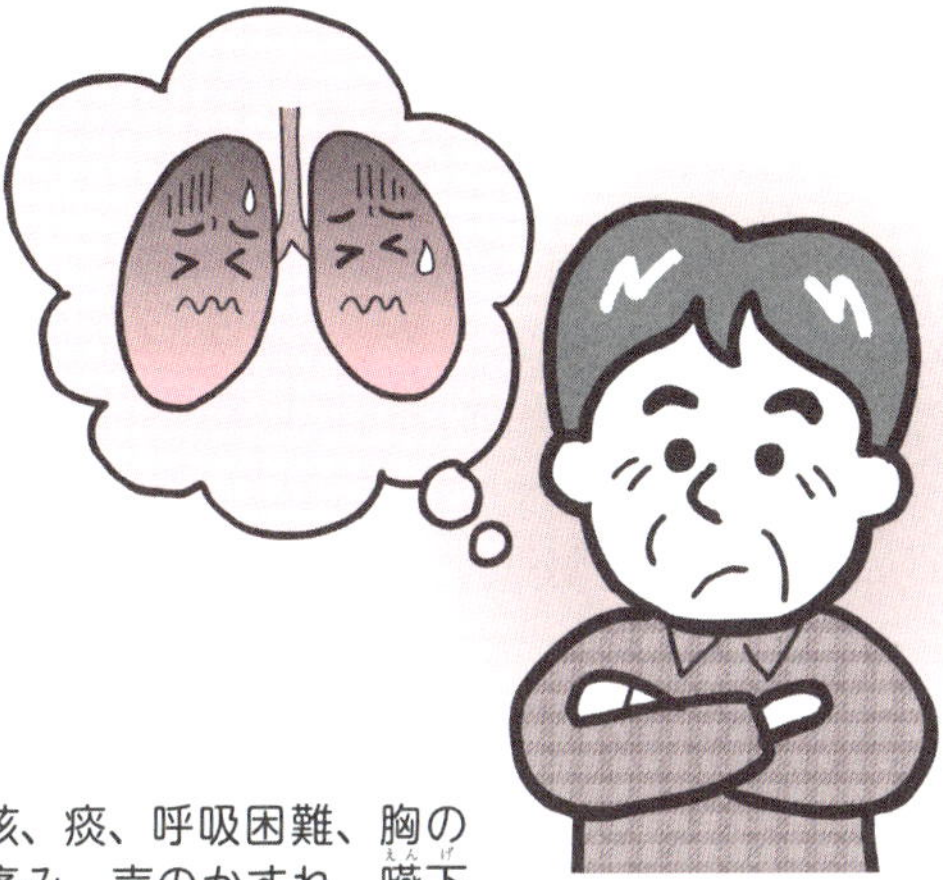

咳、痰、呼吸困難、胸の痛み、声のかすれ、嚥下《えんげ》障害、発熱などの症状があって、肺がんを疑う場合は、早急に受診しましょう。早期発見によって生死にかかわる深刻な事態を避けることができるでしょう。

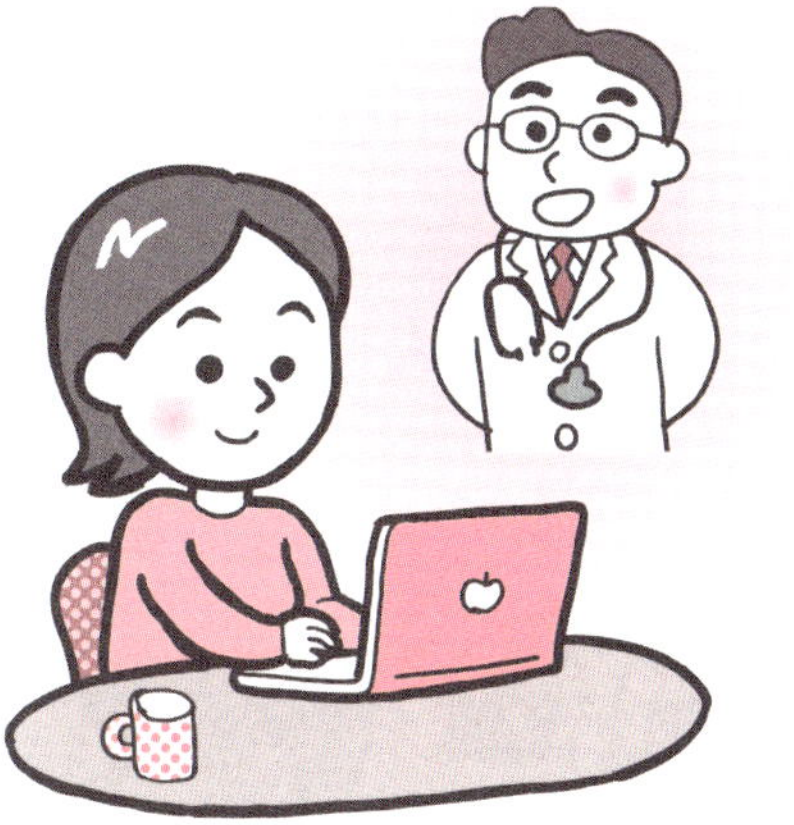

コラム

2

診断や治療方法の説明を受けるときの心構えと準備

　肺がんを疑って検査を受けて診断を受けるまでは、とても不安な気持ちになるでしょう。検査結果を聞くときは、家族や親しい人に同行してもらい、治療の方針などをしっかりと聞けるように準備しましょう。インフォームド・コンセントという考え方が浸透《しんとう》し、病状や治療方法などをわかりやすく説明してくれる医師が増えているので、メモやビデオカメラなどを用意して落ち着いて話を聞くとよいでしょう。

　肺がんの診断を受け、治療法の説明を聞くときはわかりやすく話してもらいましょう。どんな治療方法にも必ずメリットとデメリットがありますから、どちらもきちんと説明してもらい、よりよい治療方法が選択できるような材料を集めましょう。専門用語は理解しづらいので、一般の人でもわかるようなやさしい言葉を使って情報提供をしてもらうといいでしょう。図をまじえたプリントを見せながら説明してくれる医師もいます。

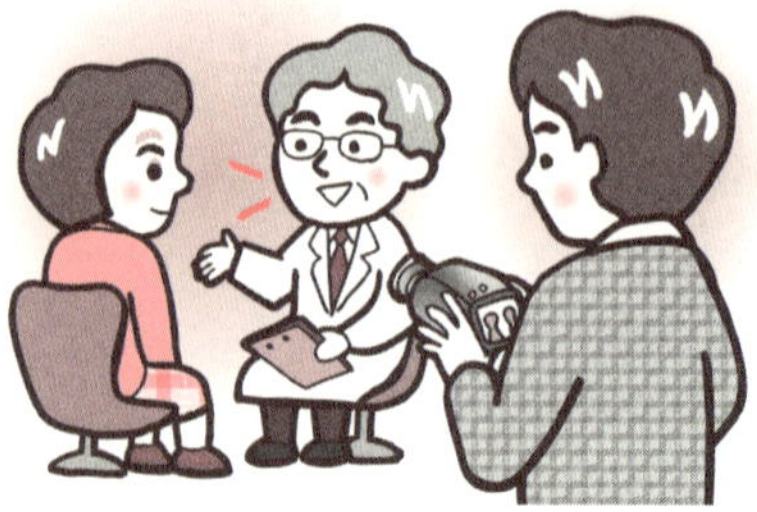

診断を受けるときには、自分に合った方法を用いるといいでしょう。メモ、テープレコーダー、ビデオカメラなどを選び、自宅に戻ってから検討する材料にします。メモを取りながら聞くと内容が頭に入りづらいという人も多いようです。録音や録画は、主治医に了解を求めるようにしましょう。

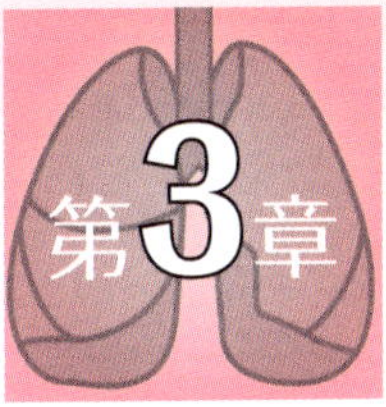

肺がんの検査と診断について

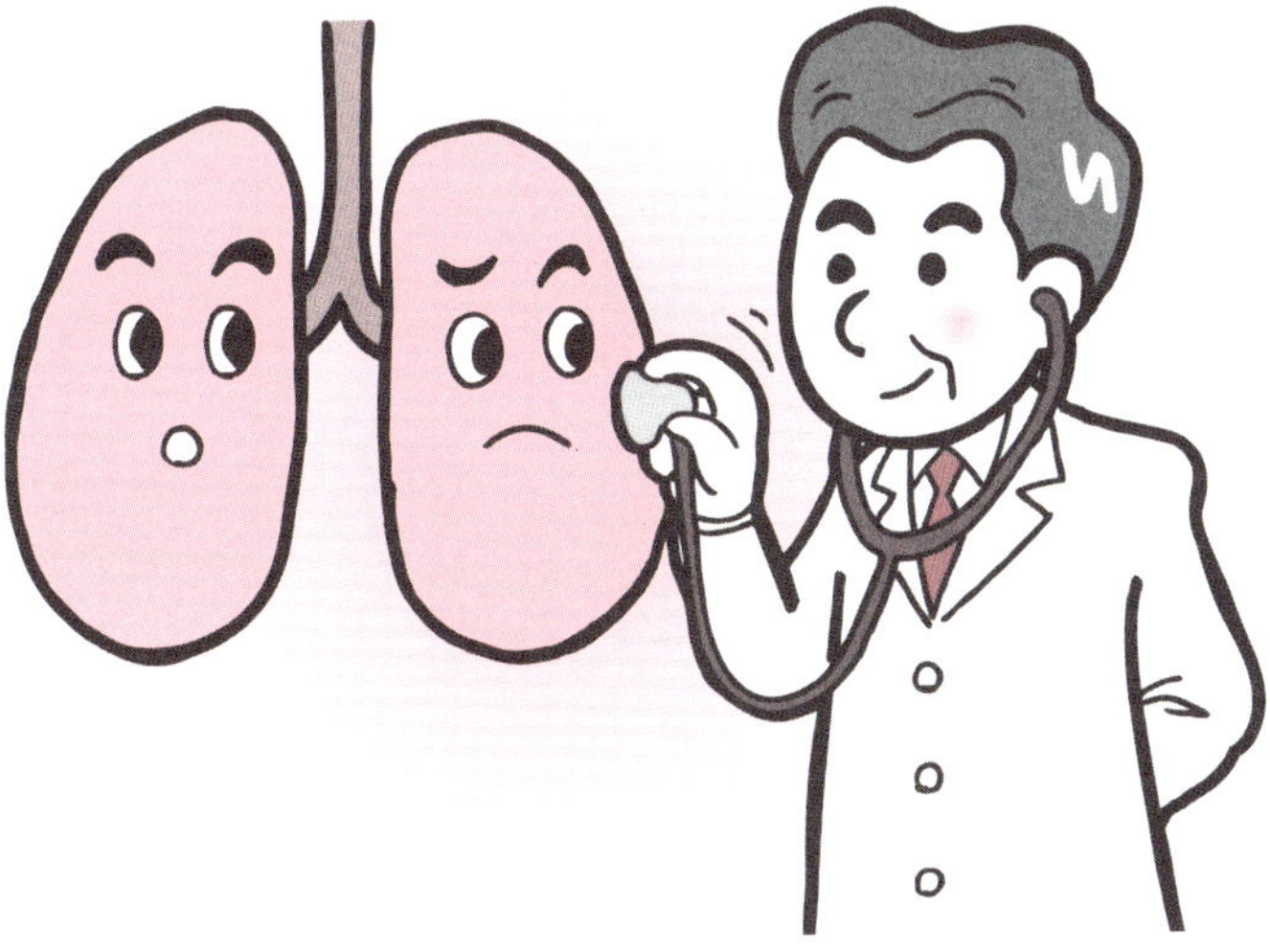

肺がんが疑われたときに受ける検査と診断の流れを知っておこう

肺がんの検査を受けるときの、検査や診断の流れを紹介します。ここでは大まかに説明しますが、実際に受診したときは、正確な診断が受けられるよう、必要な検査はきちんと受けるようにしましょう。集団の検診や自覚症状があって検査を受ける場合、最初にスクリーニング検査が行われ、疑わしい点がないと、そこで検査は終了になります。がんの疑いがあると判定されたときは精密検査が必要です。X線やCT検査などで肺の病巣《びょうそう》の場所をはっきりさせて、そこから細胞を採取して、それががんかどうか、どんなタイプのがんなのかなどをより正確に調べていきます。状態によっては、胸膜、腹水、リンパ節などから細胞を取って調べることもあります。肺がんが見つかった場合は、ほかの臓器に転移していないかどうかも検査をする必要があります。くわしく調べたあと、それらの結果を総合的に判断して、病期（がんの進み具合）、体力、精神状態、場合によっては患者を取りまく社会環境などを考え合わせて治療法を決めます。

肺がんの診断の流れ

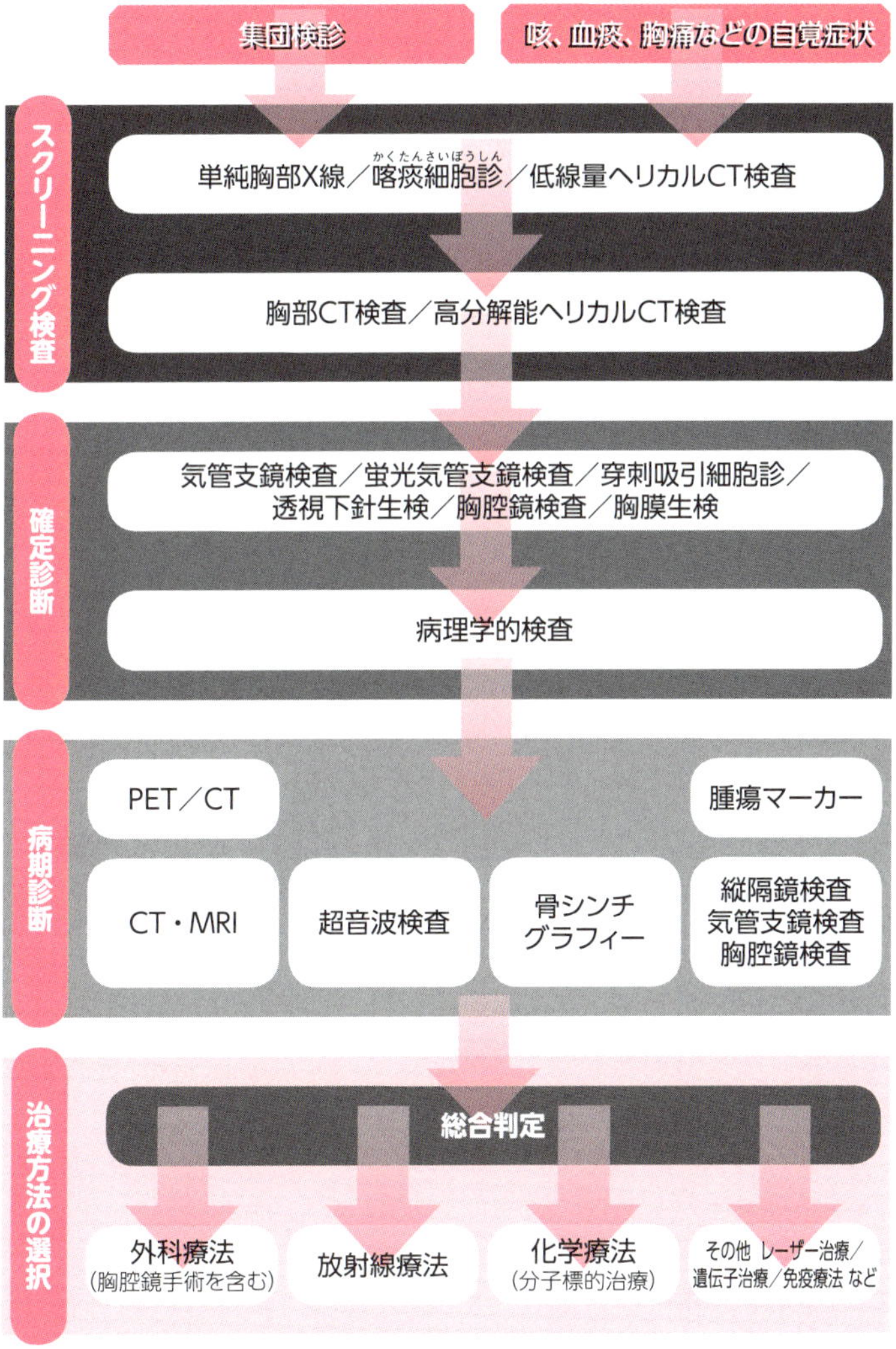
集団検診
咳、血痰、胸痛などの自覚症状
スクリーニング検査
単純胸部X線／喀痰細胞診《かくたんさいぼうしん》／低線量ヘリカルCT検査
胸部CT検査／高分解能ヘリカルCT検査
確定診断
気管支鏡検査／蛍光気管支鏡検査／穿刺吸引細胞診／
透視下針生検／胸腔鏡検査／胸膜生検
病理学的検査
病期診断
PET／CT
腫瘍マーカー
CT・MRI
超音波検査
骨シンチ
グラフィー
縦隔鏡検査
気管支鏡検査
胸腔鏡検査
治療方法の選択
総合判定
外科療法
(胸腔鏡手術を含む)
放射線療法
化学療法
(分子標的治療)
その他 レーザー治療／
遺伝子治療／免疫療法 など

肺がんの検査の流れを知ろう

①スクリーニング検査について

スクリーニング検査とは、まだ症状が出ていない状態で、がんの可能性があるかどうかを調べる検査です。主なものは、胸部X線検査、喀痰細胞診《かくたんさいぼうしん》、胸部CT検査などです。どういう検査を受けたらいいかは主治医と相談して決めていきましょう。

◆胸部X線検査

がんを発見するのに有効です。ただし、骨の重なる場所、肺のてっぺん（肺尖《はいせん》）、心臓の周囲は死角が多いのでこの結果を100パーセント信頼することはできません。

黒い肺に白い陰影が写るとがんの可能性がありますが、精密検査を受けないとがんとは断定できません。肺結核、肺炎、肺の良性腫瘍、じん肺、肺真菌症《はいしんきんしょう》などの病気も陰影として写りますから、この検査は肺に何らかの異常があるかないかを見つけるものだと考えましょう。

◆喀痰細胞診

採取した痰を顕微鏡で見て、がん細胞の有無を調べる検査です。胸部X線検査で肺がんの疑いがある場合に行い、50歳以上の喫煙者（ヘビースモーカー）と血痰が見られる人は、老人保健法による公的補助が受けられます。痰は比較的太い気管支から分泌されるので、肺の入り口に近いところにできるがんを発見するのに適しています。

ヘビースモーカーとは、1日20本を20年間以上、1日40本を10年間以上吸い続けた場合とされます。喀痰細胞診の判定はAからEまでの5段階に分類されます。

喀痰細胞診の判定

判定区分	細胞所見	指導区分
A	喀痰中に組織球を認めない	材料不適、再検査
B	正常上皮細胞のみ 基底細胞増生 軽度異型扁平上皮細胞 線毛円柱上皮細胞	現在異状を認めない 次回定期検査
C	中等度異型扁平上皮細胞 核の増大や濃染を伴う 円柱上皮細胞	程度に応じて6カ月以内の追加検査と追跡
D	高度（境界）異型扁平上皮細胞、または、悪性腫瘍の疑いのある細胞を認める	ただちに精密検査
E	悪性腫瘍細胞を認める	

◆胸部CT検査

CT検査とは、X線とコンピューターを組み合わせて行います。CT検査は胸部X線検査より精度が高いため、2センチ以下の肺がんや、肺がんの原発巣《げんぱつそう》の様子、リンパ節への転移状況などがおおよそわかります。

一般的には、X線が体の周囲をらせん状に連続回転しながら、短時間にスキャンします。10秒前後、息を止めるだけで肺全体を撮影することができるので、従来の息ごらえを反復していたCT検査より短時間で済みきれいな画像が得られます。見たい方向の映像が撮れ、臓器を立体化する画像も可能で、心臓や血管などのような絶え間なく動いているところの検査や、肺がんの手術の際にも利用されています。

近年では、薄切CTといって0.5〜2ミリ幅に薄く画像を作成して、これを連続したフィルムのように見ていく検査が普通になりました。これで、直径5ミリ以下の肺がんや治癒する可能性が高い超早期の肺がんも発見できるようになりました。

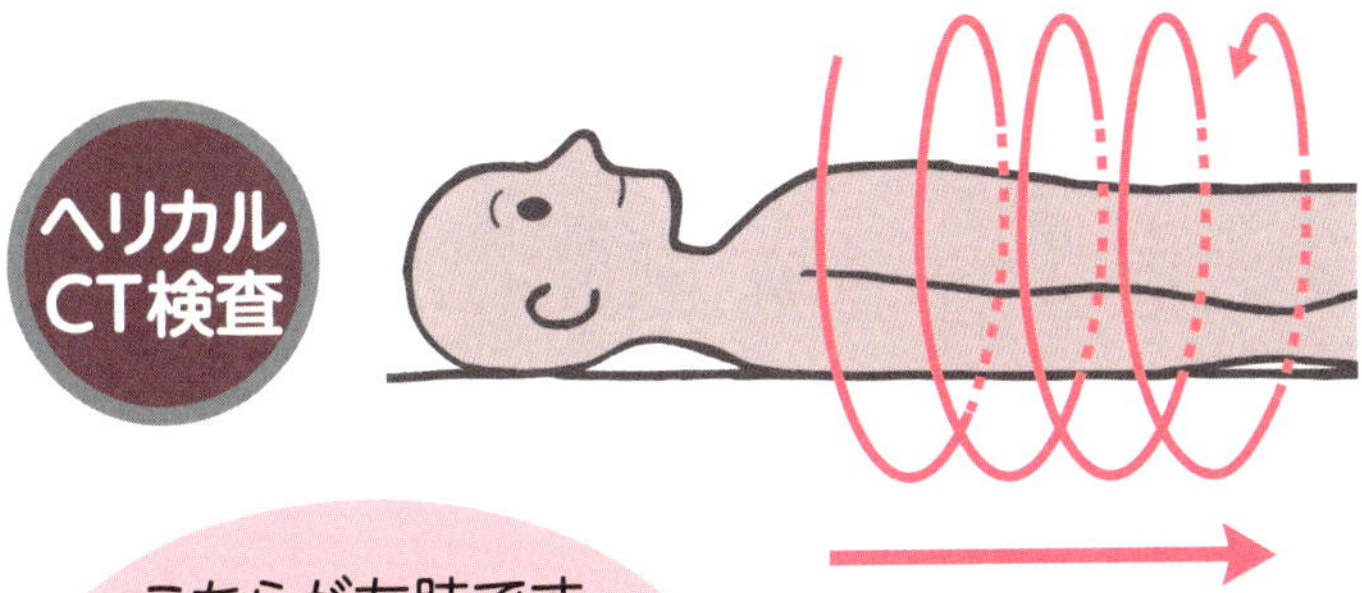
ヘリカル
CT検査

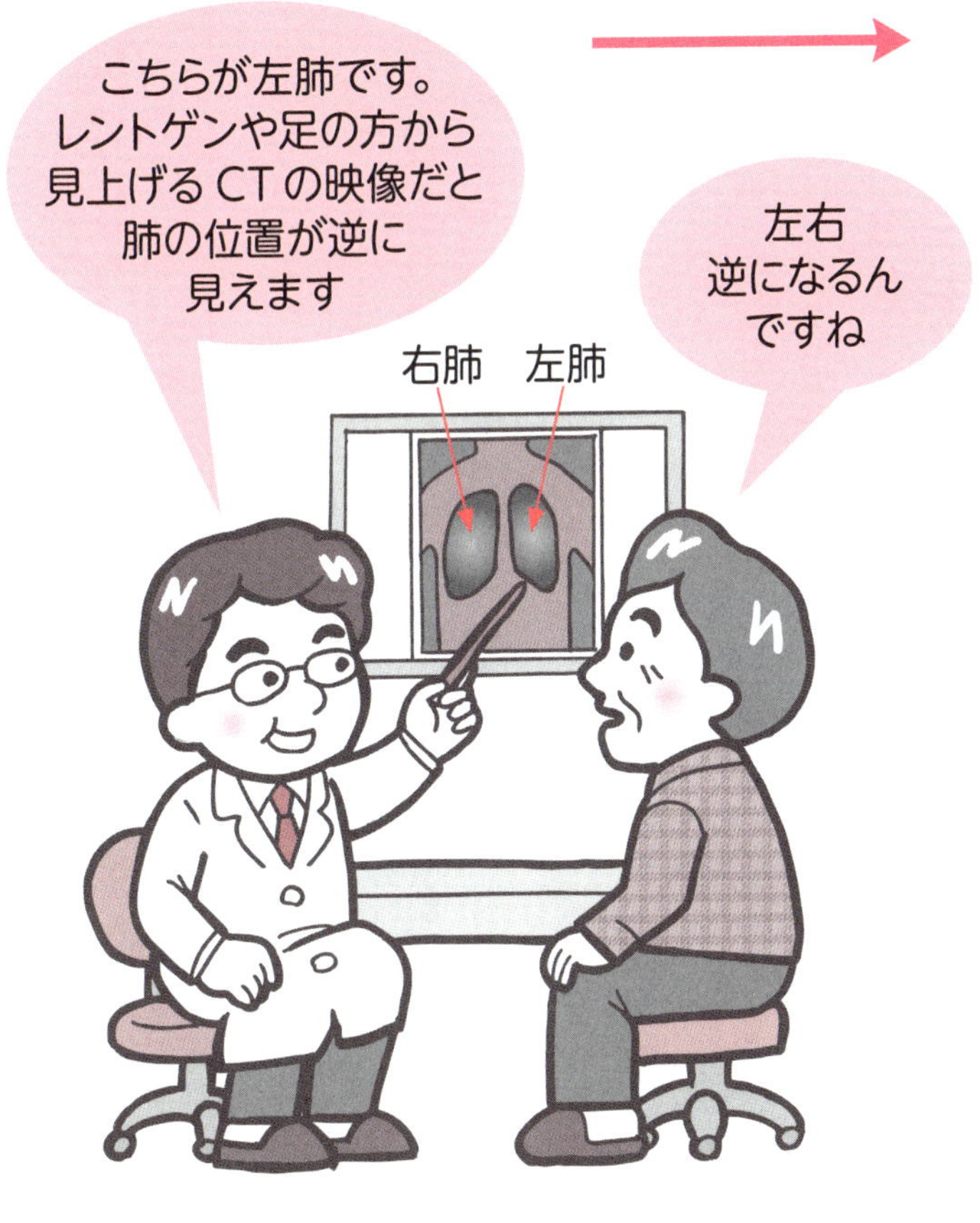
こちらが左肺です。
レントゲンや足の方から
見上げるCTの映像だと
肺の位置が逆に
見えます
左右
逆になるん
ですね
右肺
左肺

②確定診断について

確定診断とは、スクリーニング検査でがんがあるかもしれないと推定し、確定的な診断をするために、より精密な検査をして診断することです。

確定診断のために行う検査は、気管支鏡検査《きかんしきょうけんさ》、蛍光気管支鏡検査《けいこうきかんしきょうけんさ》、穿刺吸引細胞診《せんしきゅういんさいぼうしん》、透視下針生検《とうしかはりせいけん》、胸腔鏡検査《きょうくうきょうけんさ》、胸膜生検《きょうまくせいけん》、病理学的検査《びょうりがくてきけんさ》などがあります。細胞や組織の一部を採取して調べる方法を「生検《せいけん》」と呼びます。

◆気管支鏡検査

気管支鏡という胃カメラより細い内視鏡を使った検査です。先端にカメラが内蔵された、太さ5～6ミリのファイバースコープを気管支の中に入れて内部を直接観察します。病理学的検査をするために、鉗子《かんし》というハサミを使って、異状が疑われる組織を採取したりほかの器具を使って細胞を取ってきたりする方法があります。

ファイバースコープは気管支が2～3回枝分かれするところまでしか入りません。比較的、肺の入り口に近いところに発生した肺門型肺がんでは、気管支鏡から送られる画像を見ながら病巣の広がりをチェックしたり細胞、組織の採取を行います。ファイバースコープが届かない部分の細胞を採取するときは、ファイバースコープを入れたあと、鉗子孔《かんしこう》（チャンネル）という穴から生理食塩水を注入して液体を吸引する気管支肺胞洗浄法《きかんしはいほうせんじょうほう》、ブラシを伸ばして細胞をこすり取ったりするブラッシング、鉗子を伸ばして細い気管支や肺胞の組織を採取する経気管支肺生検《けいきかんしはいせいけん》などもあります。

◆蛍光気管支鏡検査《けいこうきかんしきょうけんさ》

ファイバースコープの先端に、特定の波長の光を発する器具をつけて行います。早期の肺門型肺がんや前がん病変の発見や、こういった病巣の広がりにとても有効です。この光が正常な粘膜に当たると自家発光しますが、がん細胞は発光しないので暗く見えることを利用した検査です。

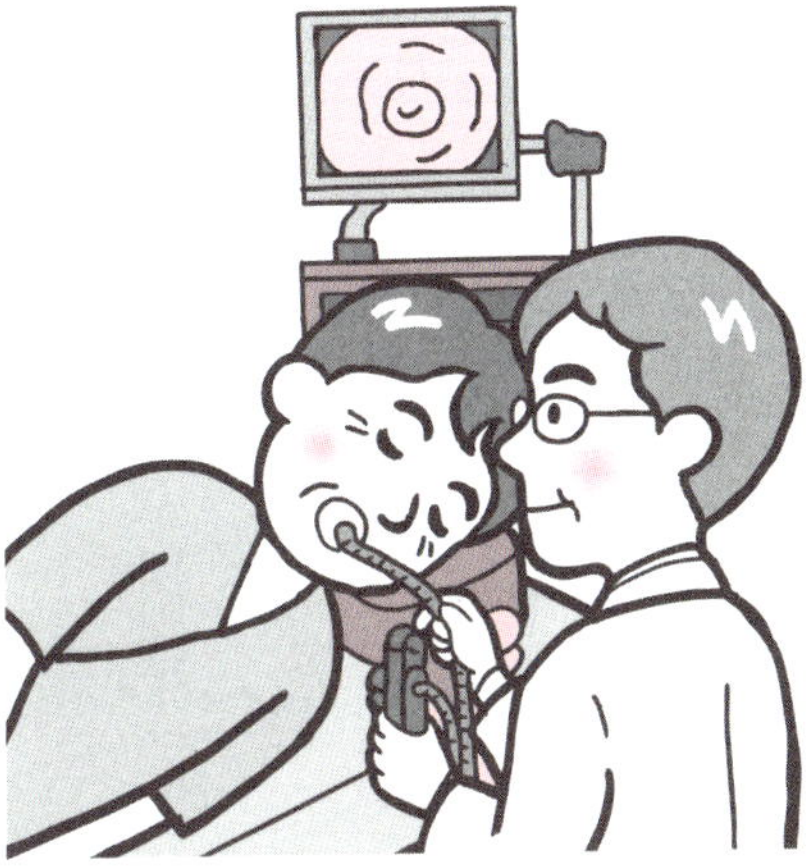

◆穿刺吸引細胞診《せんしきゅういんさいぼうしん》

皮膚の上から細い針を刺して、異状が疑われる部分の細胞を採取し、がん細胞がないかどうか調べる検査です。

◆透視下針生検《とうしかはりせいけん》

局所麻酔をしたあと、X線透視下やCTガイド下で、針を刺す方向や深さを確認し、肋《ろっ》骨《こつ》の間から針を入れて異状が疑われる部分の組織や細胞を採取します。組織を採取した場合には細胞だけよりも採取量が多くなり、より正確な診断ができます。ファイバースコープが届かない部位の細胞を採取するときに行います。ただし、この2つの針による検査は、がん細胞をばらまくリスクがあるので、手術を予定している患者さんには一般的には行っていません。

◆胸腔鏡検査《きょうくうきょうけんさ》

胸壁《きょうへき》に1～3カ所小さな穴をあけ、そこから胸腔鏡という内視鏡を胸腔《きょうくう》（肺の外側）に挿入し、肺、胸膜、リンパ節などの組織を採取する検査です。この検査は局所麻酔で行われることもありますが、しっかりした組織のかたまりを取ろうと思うと全身麻酔が必要で患者さんへの負担は少なからずあります。しかし、採取しにくい場合や、いろいろな検査でがん細胞は発見されてないが画像検査に陰影があり、疑いが捨てきれない場合などに用いられます。

治療のための手術ができる状態で胸腔鏡検査にのぞみ、検査中にがんであることがわかったら、そのまま手術に踏み切ることもあります。

◆胸膜生検《きょうまくせいけん》

肺がんの症状で、胸腔に水（胸水）がたまることがあります。こういった症例では、胸膜（肺や胸壁をつつんでいる膜）が厚くなっていることがあります。局所麻酔をして胸腔に専用《せんよう》の針を突き刺して、その胸水を抜き取ったり胸膜の組織を取ってがん細胞の有無を調べます。

◆病理学的検査《びょうりがくてきけんさ》

病理学的検査には細胞診《さいぼうしん》と生検があります。細胞診では、異状が疑われる部分をこすり取ったり吸引したりして細胞を採取し、顕微鏡で細胞の形の異型度を調べます。その判定は陰性（がん細胞なし）、擬陽性（がん細胞の疑いあり）、陽性（がん細胞あり）の3段階かクラス1・2・3・4・5の5段階に分類されます。

生検は異状が疑われるところの組織を鉗子《かんし》などで切り取り、顕微鏡で細胞の異型度や細胞集団の構造を調べ、がんかどうかを診断する検査です。また生検は、がんであるかどうかの診断だけではなく、小細胞肺がん、扁平上皮《へんぺいじょうひ》がん、腺がん、大細胞がんなどのような病理学的な組織型の診断にも必要な検査なのです。

細胞診の判定区分

陰性	悪性腫瘍あるいは良性悪性の境界病変に由来する異型細胞を認めない
擬陽性	悪性腫瘍の疑われる異型細胞、あるいは良性悪性境界病変に由来する異型細胞を認める
陽性	悪性腫瘍細胞を認める

◆確定診断に伴う合併症について

①気胸《ききょう》：肺から空気がもれてしまう症状です。皮膚の上から針を刺す針生検あるいは穿刺《せんし》吸引細胞診《きゅういんさいぼうしん》では、気管支鏡検査と比べるとそのリスクが高くなるといわれています。

②出血、血痰、喀血《かっけつ》：気管支や肺胞などからの出血が起こります。出血が正常な肺に流れ込むことがあるので、止血処理が必要になる場合もあります。

③アレルギー、中毒：のどの局所麻酔に使用するリドカインに対する反応です。重症の場合は意識がなくなったりけいれんが起こったりするので、緊急処置が必要になることがあります。

④空気塞栓《くうきそくせん》：肺に針を刺したときに空気が入り、冠動脈や脳血管に詰まることがありますが、これは比較的まれなケースです。

このように、さまざまなリスクがありますが、基本的には命にかかわる合併症はまれです。気になることがあれば、医師や看護師に相談や質問をして、納得してから検査を受けるようにしましょう。

③病期診断について

肺がんの治療方針を決めるために、病期（がんの進み具合）を診断する必要があります。その際、行われる検査についても知識を持っておきましょう。病期診断には、CT検査、MRI検査、PET、超音波検査、骨シンチグラフィー、縦隔鏡検査《じゅうかくきょうけんさ》、気管支鏡検査、胸腔鏡検査、腫瘍《しゅよう》マーカーなどがあります。

◆CT検査・MRI検査

最近では人体を輪切りにしたCT検査だけでなく、MDCT検査（多方向CT検査）という、多方向からCT検査をするやり方があり、三次元画像なども見ることが可能になりました。MRI検査でも同様に、縦、横、斜めなど、自在な断面の画像を撮影することができます。これらの検査は、肺がんの広がりと遠隔転移の有無を調べるために行います。

肺がんが転移しやすい場所は、肺内、リンパ節、骨、肝臓、脳、副腎《ふくじん》、皮膚などです。

◆PETポジトロン・エミッション・トモグラフィー(ポジトロン断層撮影法)・PET／CT

PETは、がん細胞で糖の代謝、分解が盛んであることを利用した検査で、脳を除いた全身を1回の検査で映像化します。がんが全身のどこに転移しているか、リンパ節への転移があるかどうかを調べることができます。しかし、CT検査やMRI検査に比べて画像が鮮明ではないので、がんの正確な位置を知るのには適していません。また一方で、がん以外の病気も描出《びょうしゅつ》されることがあるので、他の検査結果とあわせて総合的な評価をすることが必要とされます。また、1センチ以下の小さい病巣《びょうそう》やすりガラス様の陰影を有する早期肺がんは摘出されないため、肺がんにおいては早期診断には不向きです。そこで最近では、PET／CTという装置が開発され、ほぼ同時にPETとCTによる画像が撮影できるようになりました。また、2つの画像を合成することもできます。この装置の普及により、PETによって全身の転移の有無を調べ、正確な位置をCTによって知ることも可能になったのです。

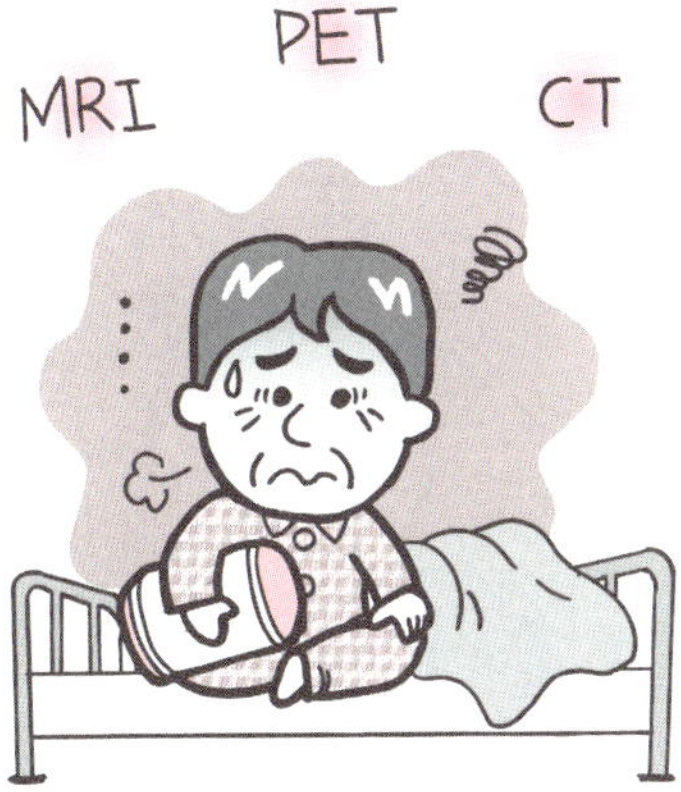

◆超音波検査

超音波検査とはエコーとも呼ばれ、人の聴覚ではとらえられない高い周波数を使って、体内の様子を画像化するものです。皮膚にゼリーを塗り、その上から超音波の発振機を当てて映し出します。出血や痛みを伴わないので、さまざまな臓器の検査に使われ、特に肝転移の有無を調べたり、胸水のたまりを調べて針を刺す際のガイドに有効です。

◆骨シンチグラフィー

体内に放射性物質を注入し、そこから発する放射線の分布を画像にしたものです。この検査は、1回の検査で骨へのがんの転移がわかります。ただし、必ずしもがんだけが画像に映るわけではないので、CT検査やMRI検査と併せて判断することが必要です。

◆縦隔鏡検査《じゅうかくきょうけんさ》

縦隔とは左右の肺の真ん中の部位で、全身麻酔をしたあとに頸部《けいぶ》（胸骨上縁の上）を小さく切開して縦隔鏡という内視鏡を胸の中に入れ観察したり、リンパ節を採取したりして転移の有無を調べます。この検査には全身麻酔が必要で、胸を切開したために出血や気胸などの合併症が起こる可能性があります。最近では後述する超音波気管支鏡を使った針生検（EBUS-TBNA）で気管、気管支の個別のリンパ節はほとんど評価可能になりました。このため縦隔鏡検査が行われる機会が減っています。

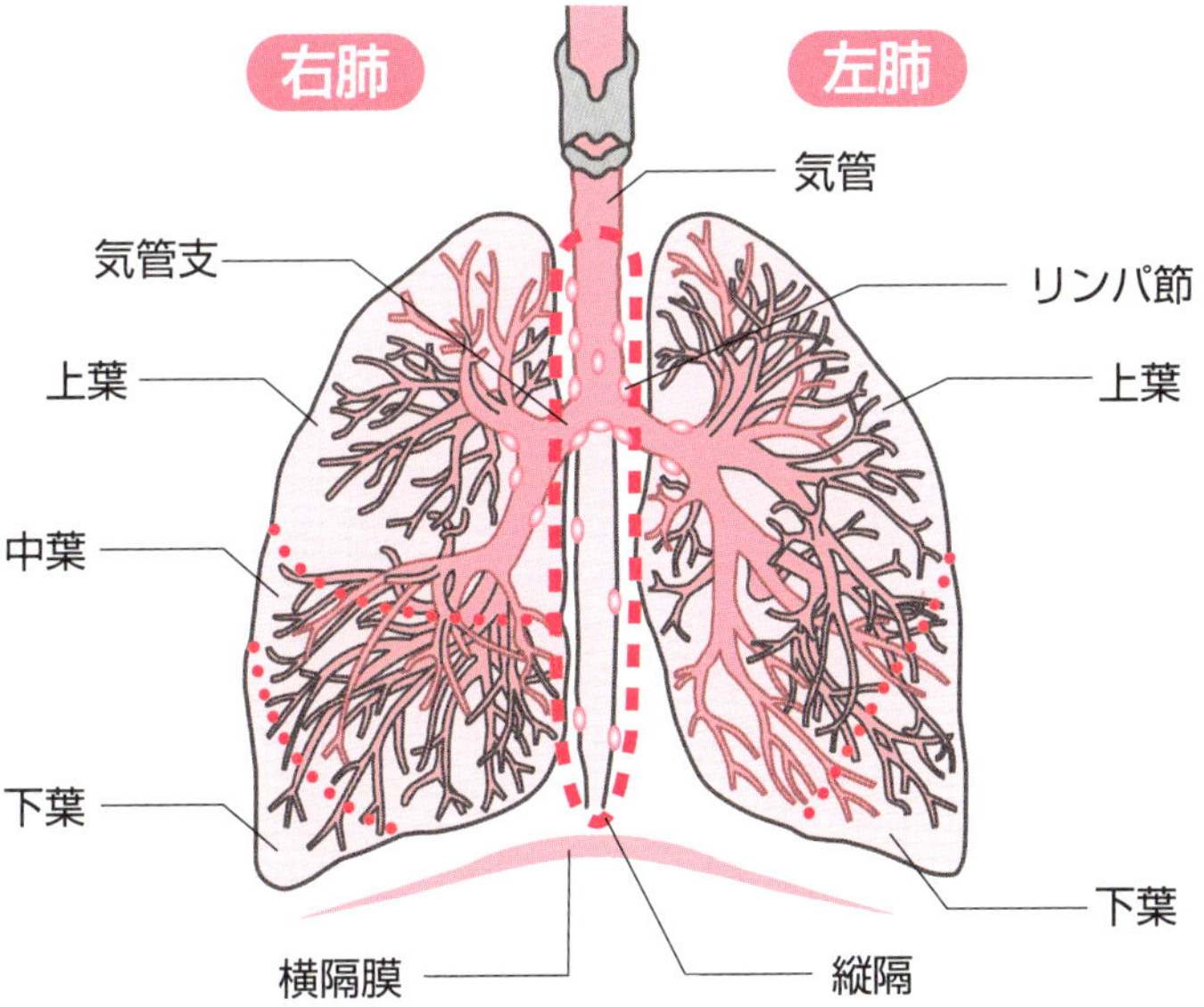

◆超音波気《き》管《かん》支《し》鏡《きょう》検《けん》査《さ》

最近では、超音波検査と気管支鏡検査を組み合わせた超音波気管支鏡検査が行われるようになりました。これは、気管支鏡だけでは見えない気管支の外側にある肺門と縦隔のリンパ節を、超音波でとらえて針を刺し、組織を吸引して転移を調べる検査です。ただし、調べられるリンパ節は、気管や比較的太い気管支まわりに限られていて、すべてのリンパ節が採取できるわけではありません。

◆胸《きょう》腔《くう》鏡《きょう》検《けん》査《さ》

画像上、腫れたリンパ節が縦隔や肺門に認められ超音波気管支鏡や縦隔鏡の検査で評価が難しい場合に、胸腔鏡を使って検査することがあります。しかし、リンパ節の採取には全身麻酔が必要で、出血や術後の痛みを伴うというリスクがあります。

◆腫瘍《しゅよう》マーカー

がん細胞やがん細胞に反応した細胞が産生して血中や尿中に放出した物質のうち、がんの有無を知る目的で利用されているものです。現在、腫瘍マーカーとして使われている物質は約30種類ありますが、肺がんのためによく使われるのは6種類です。ただし、前立腺がんで見られるPSAほどの感度はありません。また、肺がんでは骨転移のマーカーを検査することもあります。

あくまでも補助的な手段なので、腫瘍マーカーの数値だけではがんの有無は診断できません。治療後にいったん下がった数値が上昇したとき、再発や転移を疑うのに使用したりします。抗がん剤の効果を調べるために利用することもあります。

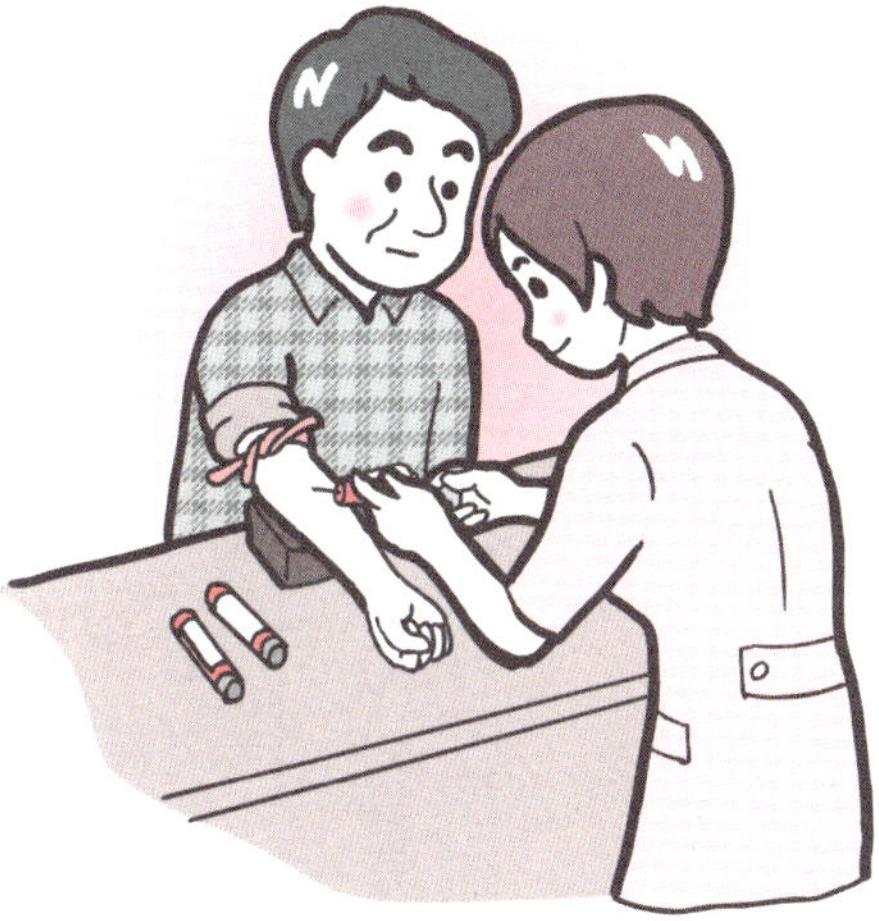

がんの疑いが発生したら、スクリーニング検査だけではなく、確定検査、病期検査と続いて検査を受け、がんの進行度合いや転移の有無を調べていきます。

④肺がんの発生部位による分類について

肺がん分類は一般的には、発生する部位と組織型によって分けられます。がんの特徴を知ったり治療方針を立てたりするために、分類は重要な情報なのです。ここからは発生部位ごとに各種の肺がんの特徴を解説します。

◆肺門《はいもん》型肺がん

肺の入り口にできる肺門型肺がんは、中心型（あるいは中枢型）とも呼ばれ、太い気管支の壁の細胞ががん化したものだと考えられます。喫煙と関係が深く、1日の喫煙本数×喫煙年数（喫煙指数 P.29参照）が400以上になると発生しやすいといわれます。

肺門の近くは、単純胸部X線検査では心臓や骨の陰になりやすいため発見がしにくいのですが、喀痰《かくたん》細胞や気管支鏡検査《きかんしきょうけんさ》では発見できます。症状としては、比較的早い時期から咳、痰、血痰などが見られます。

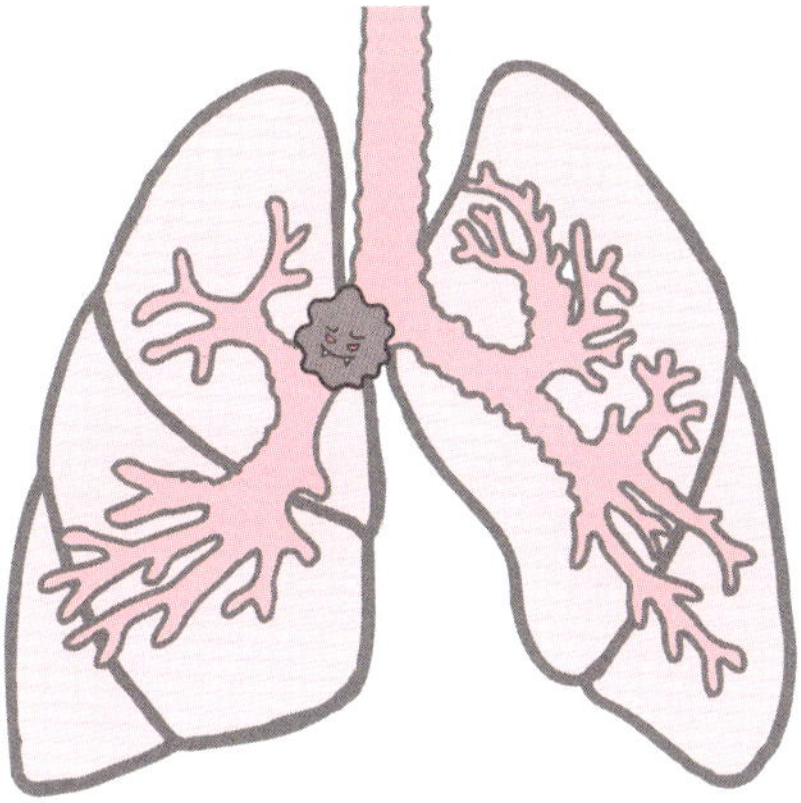

肺門型肺がん

太い気管支にがんが
発生します。

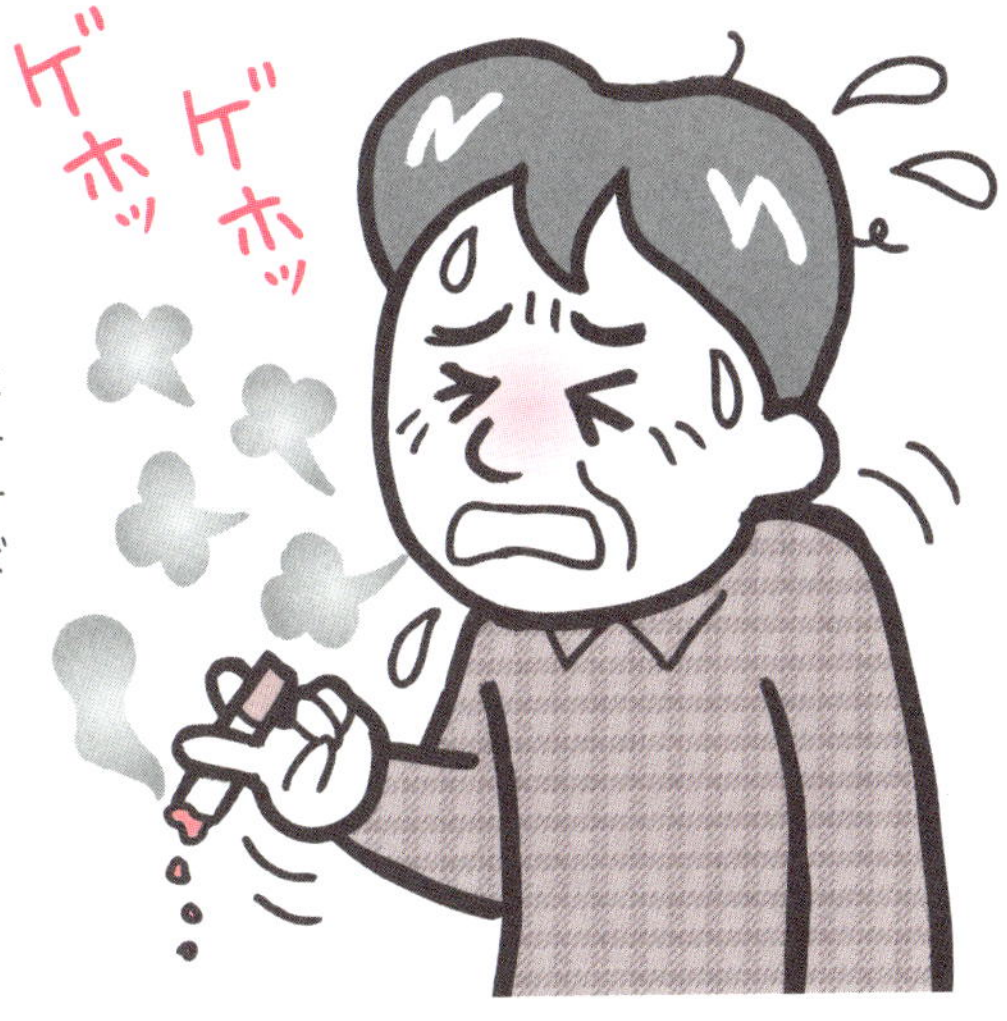

肺門型がんは喫煙と関係が深く、ヘビースモーカーの人は十分に注意しなければいけません。

◆**肺野《はいや》型肺がん**

細気管支《さいきかんし》や肺胞《はいほう》に発生するがんです。先進国ではこのタイプの肺がんが急増し、喫煙に関係なく発生します。その一因と考えられるのは、フィルター付きのタバコの普及です。フィルターが付いていると、そこを通るニコチンなどの成分の粒子が小さくなるため、肺の奥のほうに何らかの影響を与えるのではないかと考えられています。

症状がなかなか出にくいのが特徴ですが、比較的早いうちから単純胸部X線やCT検査などで見つけることができます。

肺野型肺がんは肺の奥のほうにできるので、気管支鏡が届きにくく細胞診や生検をするときは気管支鏡にガイドシースと呼ばれる特殊な器具を入れて調べたり、X線透視下やCT検査などで皮膚の上から刺したりして行うこともあります。

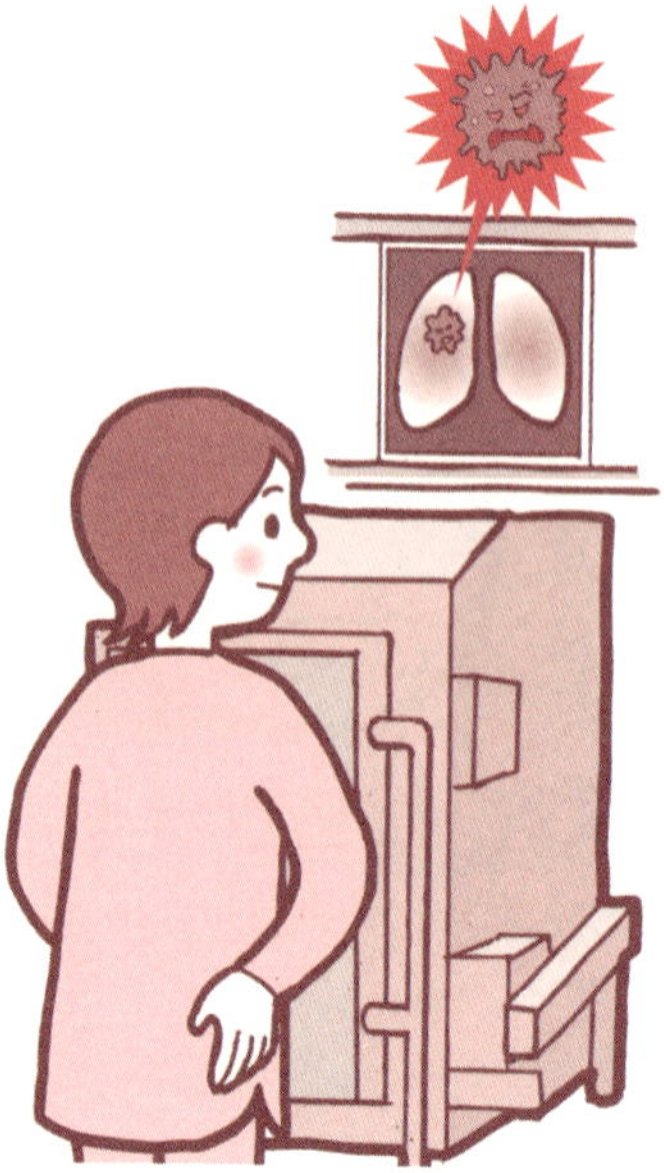

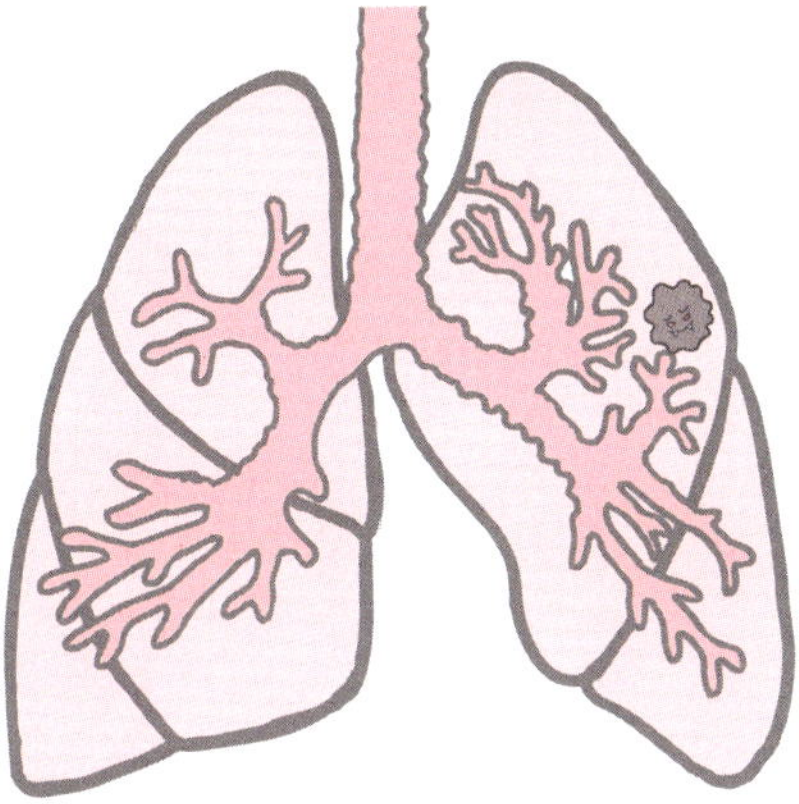

肺野型肺がん

細気管支や肺胞に発生します。症状が出にくいので、早めに対処できるよう、検診などを受けるようにしましょう。

肺門型肺がんと肺野型肺がんの特徴

	発生部位	ハイリスクグループ	症状	スクリーニング検査	主な確定診断
肺門型肺がん	太い気管支	ヘビースモーカー	比較的早い時期から出る咳、痰、血痰など	喀痰細胞診	気管支鏡検査
肺野型肺がん	細気管支や肺胞	喫煙に関係なく発症	症状が出にくい	単純胸部X線検査、CT検査	経気管支肺生検(TBLB) 気管支肺胞洗浄法(BAL) 穿刺吸引細胞診 透視下針生検

肺がんは組織型によって分類され増殖のスピードや対処の仕方が変わる

肺がんの治療法を決めるには、その人の組織型、病期、体力、精神状態（考え方）の4つを考え合わせることが大切です。また、その人をサポートする家族事情や社会環境も考えます。

組織型とは、がんの特徴のことです。それは、組織を顕微鏡で病理学的に検査したとき、細胞の大きさ、形、細胞の集まり具合などによってわかります。肺がんを組織型で分類すると10種類以上ありますが、大きく分けると「小細胞肺がん」「非小細胞肺がん」の2つになります。非小細胞肺がんはさらにこまかく分けることができますが、発生頻度が高いのは「腺がん」「扁平上皮《へんぺいじょうひ》がん」「大細胞がん」です。小細胞肺がんと非小細胞肺がんは治療方法、特に抗がん剤の種類が違うので、確実に見分けることが重要です。小細胞肺がんは比較的、初期治療から抗がん剤を使用した化学療法を行い、非小細胞肺がんは早期に発見されると手術を行います。非小細胞肺がんは腺がんの中に扁平上皮がんが混じっていることがあったりして、組織型がはっきりしにくいこともあります。

主な肺がんの組織型分類

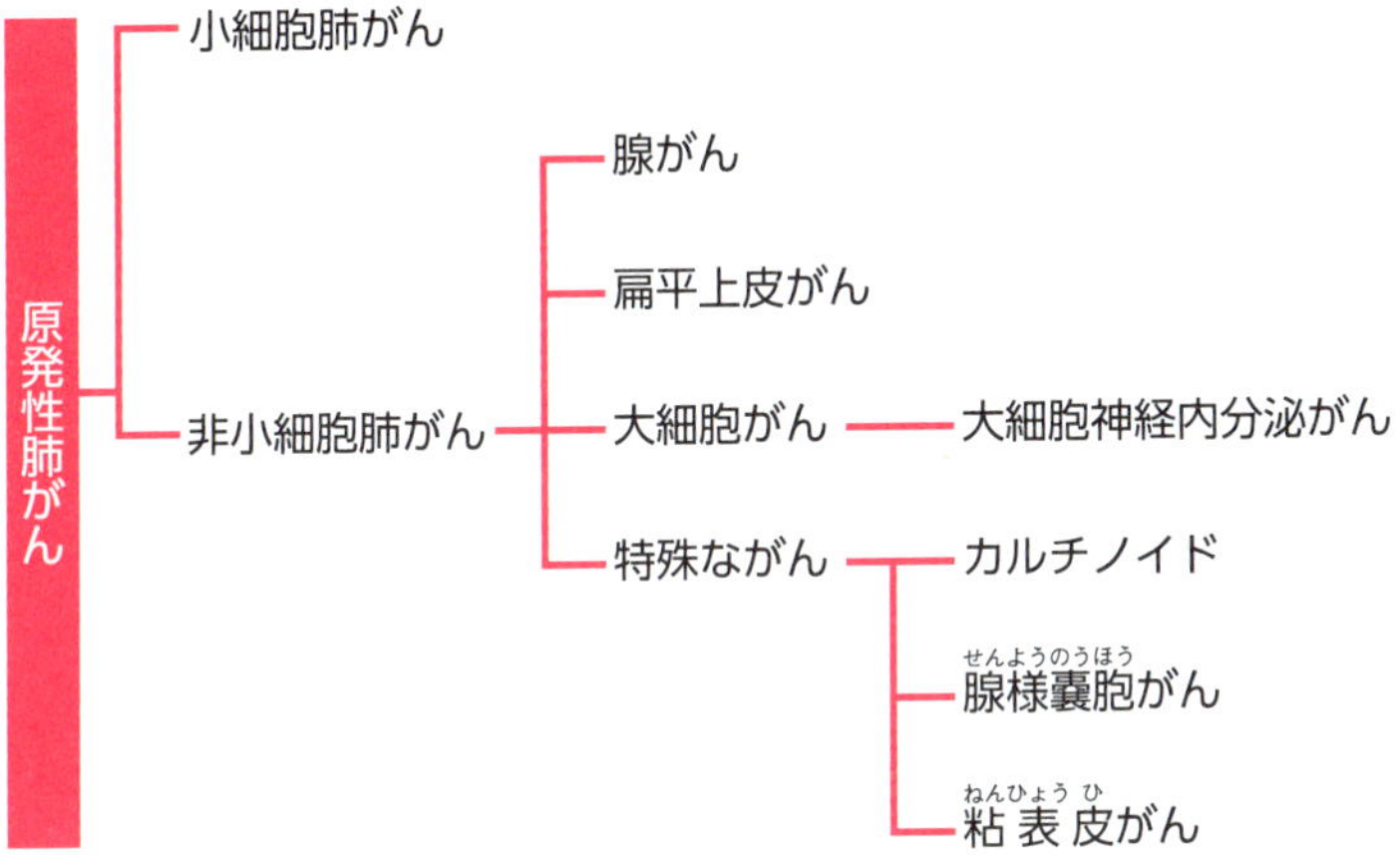

肺がんの種類による割合

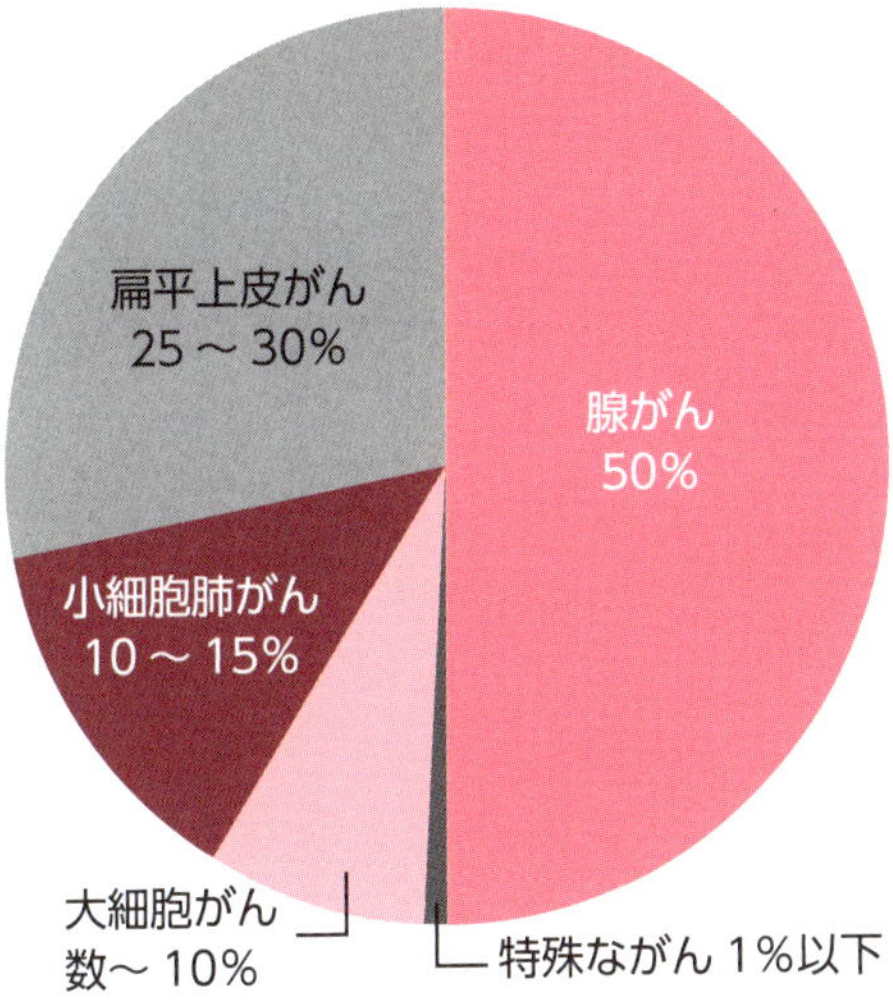

◆小細胞肺がん

特徴：ほかの組織型の肺がんに比べ、細胞の形が小さくて密集して広がるのが特徴。

増殖のスピードは速くて転移しやすいため、がんが見つかったときには、すでにほかの臓器に転移していることも少なくない。喫煙者や男性に多い。

発生部位：多くは肺門部。肺野部はまれ。

治療法：抗がん剤や放射線に対する感受性が高いので、化学療法や放射線療法が治療手段としては有効。ただし、I期であれば手術が行われることが多い。

◆腺がん

特徴：腺がんが肺がんの約半数を占める。

増殖のスピードは速いものも遅いものもあるが、比較的小さいうちに転移を起こす傾向がある。非喫煙者や女性に多く、喫煙と関係があるものとないものがある。

発生部位：ほとんどが肺の奥まった肺野部。

治療法：比較的に早期のものは最初の治療として手術が選択される。完全に切除できれば、治癒の可能性がある。

◆扁平上皮がん

特徴：早期に局所的に広がることが多い。喫煙との関係が濃厚で、男性に多い。
発生部位：従来は多くが肺門部。最近では肺野部もあり。
治療法：手術で完全に切除できれば治癒する確率が高くなる。放射線療法も効きやすい。

◆大細胞がん

特徴：細胞の大きい肺がん。増殖が速く、診断時にはがんが大きくなっていることが多い。
発生部位：主に肺野部。
治療法：比較的早期であれば、手術によってがんを切除する。

◆そのほかの肺がん

特殊な肺がんの中でも、腺様嚢胞《せんようのうほう》がん、粘表皮《ねんひょうひ》がん、カルチノイドは早期発見、早期治療によって治癒する可能性がある。

病期診断は治療方法を決めたり予後を予測するために必須

肺がんの治療法を決める際、がんの進行度である病期も明確にしなければいけません。病期を決める要素は3つ。1つは最初に発生したがんの大きさ広がり具合である原発巣そのものの進展度。2つ目はリンパ節転移の状態。3つ目は遠隔転移の有無です。この3つの要素である腫瘍(Tumor)、リンパ節(Lymph Node)、転移(Metastasis)の大文字をとってTNM分類と呼ばれています。

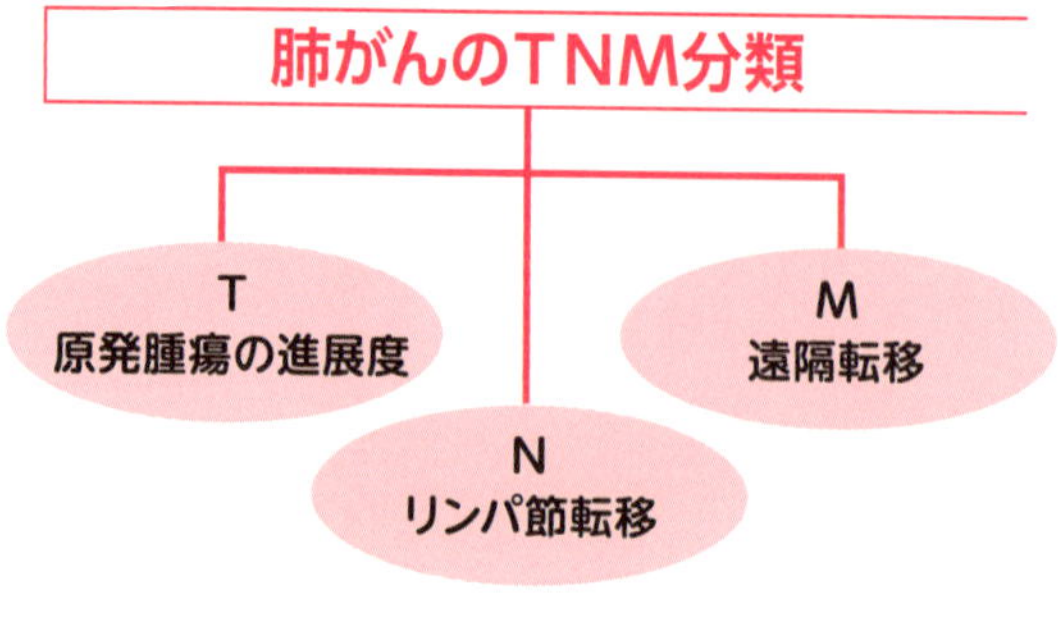

TNMの組み合わせで病期を決定する。
病期は早期から進行するにしたがって
Ⅰ～Ⅳ期に分類する。

肺がんのT分類

Tx	細胞診でがん細胞が検出されるが、原発巣がわからない
T0	原発巣を認めない
Tis	上皮内がん
T1a	腫瘍の最大径が２㎝以下
T1b	腫瘍の最大径が２㎝を超え、３㎝以下で、腫瘍が肺の中におさまっている
T2a	腫瘍の最大径が３㎝を超え、５㎝以下 腫瘍の最大径が３㎝以下で、広がりが主気管支におよぶが、気管分岐部より２㎝以上離れているか、臓側胸膜に浸潤がある。あるいは、肺門まで連続する無気肺（①）か、閉塞性肺炎（②）があるが、片肺全体におよばない
T2b	腫瘍の最大径が５㎝を超え、７㎝以下
T3	腫瘍の最大径が７㎝を超え、浸潤が直接、胸壁、横隔膜、縦隔胸膜、臓側胸膜、心膜などにおよぶ。または、広がりが主気管支におよぶが、気管分岐部より２㎝未満 無気肺あるいは、閉塞性肺炎が片肺全体におよぶ。同一葉内に不連続な結節（しこり）がある
T4	腫瘍の大きさに関係なく、広がりが縦隔、心臓、大血管、気管、食道、背骨の椎体（③）、気管分岐部におよぶ。または、同側の異なった肺葉内に結節がある

①無気肺：肺に含まれる空気が減少して肺がつぶれた状態
②閉塞性肺炎：気管支が詰まったために起こる肺炎
③椎体：背骨を構成する椎骨の前の部分にある短い円柱

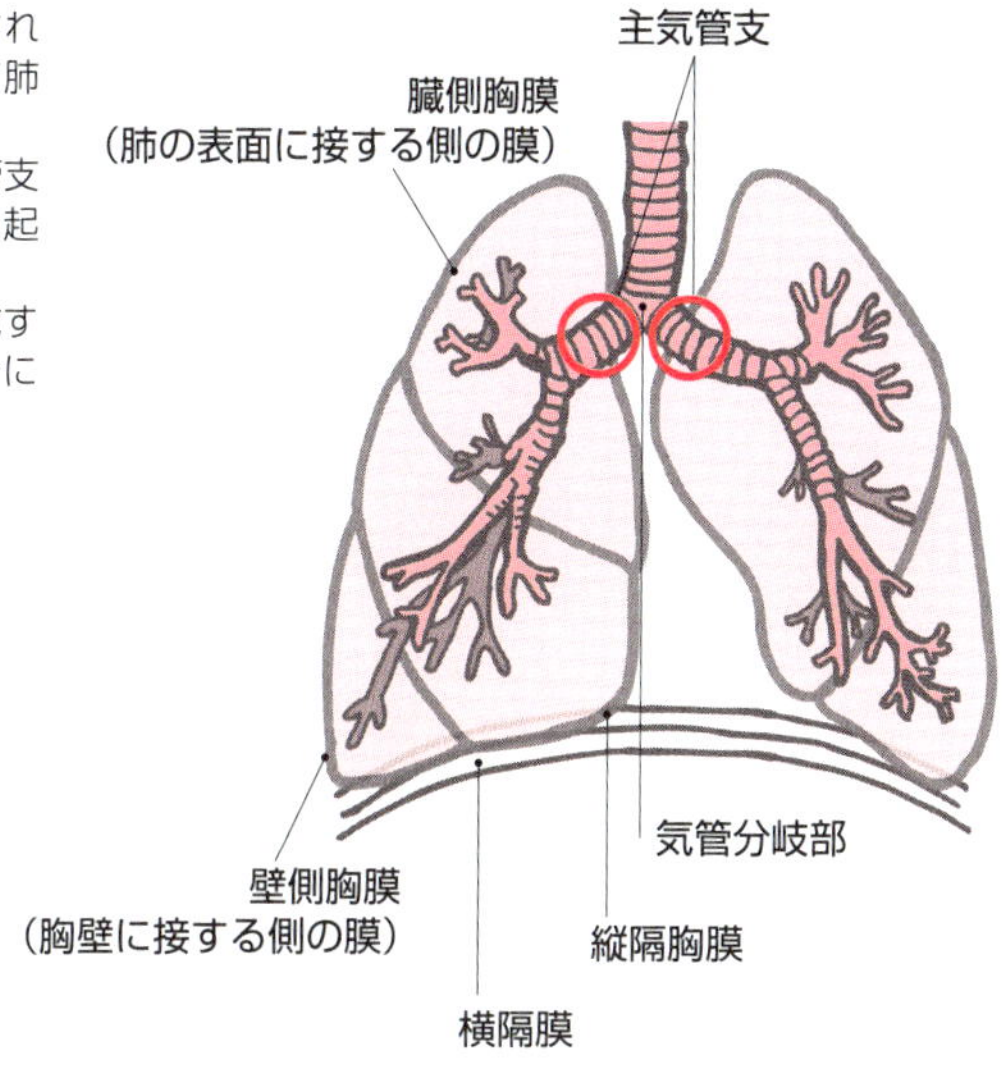

肺がんのN分類

N0	リンパ節に転移していない
N1	がんが発生した側の肺門リンパ節や肺内リンパ節への転移や浸潤がある
N2	がんが発生した側の縦隔リンパ節への転移がある
N3	がんが発生したのと反対側の縦隔リンパ節や肺門リンパ節、鎖骨上窩《さこつじょうか》リンパ節、前斜角筋リンパ節への転移がある

肺がんの M 分類

M0	遠隔転移していない
M1	ほかの臓器への転移があるか、2カ所以上の肺葉にがんがある

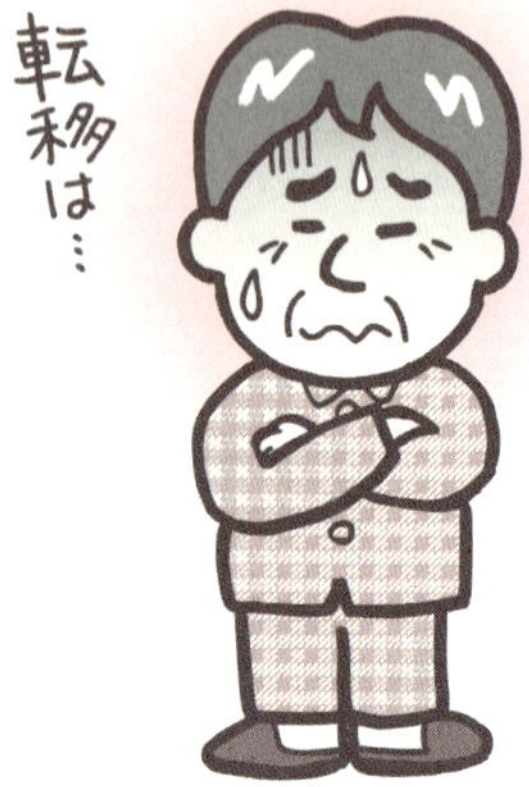

肺がんの病期分類（TNM分類）

大きさ・広がり（T分類） ／ リンパ節への転移、別の臓器への転移	T1、T1b	T2a	T2b	T3	T4
リンパ節に転移していない	ⅠA	ⅠB	ⅡA	ⅡB	ⅢA
肺門リンパ節や肺内リンパ節への転移や浸潤がある	ⅡA	ⅡA	ⅡB	ⅢA	ⅢA
縦隔リンパ節への転移がある	ⅢA	ⅢA	ⅢA	ⅢA	ⅢB
反対側の縦隔リンパ節や肺門リンパ節、鎖骨上窩《さこつじょうか》リンパ節、前斜角筋リンパ節への転移がある	ⅢB	ⅢB	ⅢB	ⅢB	ⅢB
肺の中の別の場所、胸膜播種《はしゅ》、悪性胸水、脳、肝臓、副腎、骨などへ転移がある	Ⅳ	Ⅳ	Ⅳ	Ⅳ	Ⅳ

コラム

3

セカンド・オピニオンを受ける

セカンド・オピニオンとは、診断や治療方法を担当医以外の医師にも意見を聞く、ということです。どんな病気でも医師や医療機関によって検査や治療方法が異なることがあります。担当の医師がすすめた治療方法が自分にとって本当にベストの選択なのか、疑問に思うのは当然です。ですから、ほかの医師の意見も聞きたいと考えるときは、遠慮なく担当医に希望を伝えるといいでしょう。

セカンド・オピニオンは患者の当然の権利なので、積極的に受け入れている医療機関もあります。

◆日本対がん協会

がん相談ホットライン（予約不要）

03-3562-7830（祝日を除く毎日 10：00 ～18：00）

医師による面接相談（事前予約）

03-3562-8015（月～金曜 10：00 ～17：00）

◆国立がん研究センター中央病院　相談支援センター

医療ソーシャルワーカーによる相談・面談（事前予約）

03-3547-5293

（土・日曜・祝日を除く毎日 10：00 ～16：00）

◆がんの相談窓口

カウンセラーによる相談

03-5531-0110（月～木曜）

◆がん研有明病院

03-3570-0541

◆がんの Web 相談室

E-mail：webmaster@2nd-opinion.fast-corp.jp

第4章

肺がんの治療について知識を得よう

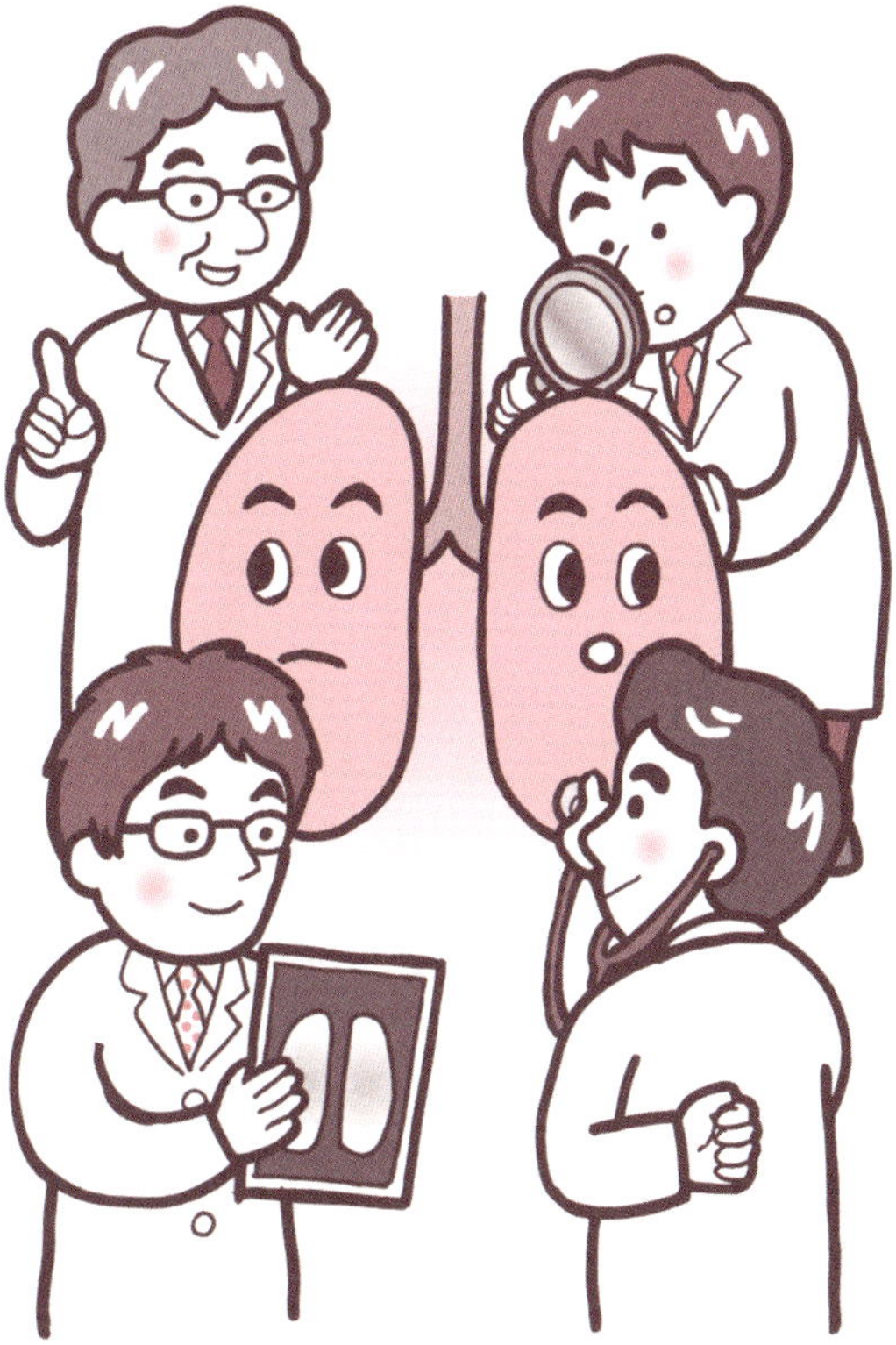

肺がんの治療方法は手術、放射線療法、化学療法など

肺がんの治療は局所療法と全身療法があり、組織型、遺伝子異常の状態、病期などによって単独で行ったり組み合わせて治療をしたりすることになります。一般的に早期のがんでは局所療法、進行しているがんでは全身療法を選ぶことが多いでしょう。

局所療法とはがんを直接たたく方法で、手術、放射線療法が代表的。最近では、ごく早期の中心型のがんに対し、レーザーを用いた光線力学的治療（ＰＤＴ）を行うことがあり、手術や放射線に比べて肺に対するダメージが少ないことから、体への負担が少ない治療だといえます。

全身療法は、全身に作用をおよぼす治療法です。代表的なのは、抗がん剤を使った化学療法です。２０１５年12月には保険承認された、体の抵抗力すなわち免疫を上げるいわゆる免疫療法が加わりました。がんが進行して積極的な抗がん治療が難しい場合はＱＯＬ(生活の質)の向上を目的として、苦痛を和らげる緩和《かんわ》医療《いりょう》・緩和ケアを行います。ただし、肺

がんでは治療に並行して緩和ケアを行うことで寿命が延びることが臨床試験で明らかになっています。治療を始めた時点で症状がある場合には、精神的サポートも含めて積極的に緩和ケアを受けることをおすすめします。

小細胞肺がんの病期による標準的な治療
標準的治療
早期限局型　手術←→化学療法
限局型（LD）　化学療法＋放射線療法
進展型（ED）　化学療法

非小細胞肺がんの病期
早期限局型＝Ⅰ期
限局型（LD）＝Ⅱ期、Ⅲ期
進展型（ED）＝Ⅳ期

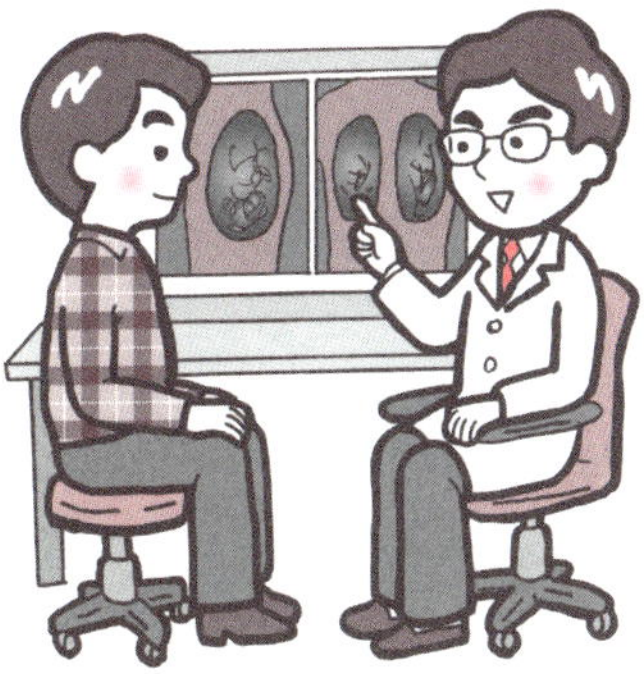

肺がんはそれぞれの人によって治療方法が異なります。組織型、遺伝子異常の状態、病期、体力、気力などを考え合わせて決まります。

治療方針を決めるときの重要な要素は組織型、遺伝子異常の状態、病期など

がんの治療方針を決めるときに最も重要な要素は、組織型や病期（がんの進み具合）ですが、それだけで治療法は決められません。患者さんの年齢、体力、気力（精神状態）、心臓や肺の機能の状態など全身状態を考え合わせて治療法を決めていくのです。

左の表はパフォーマンス・ステータス（PS）という、患者さんの全身状態を表した指標です。5段階に分類され、一般的に積極的な治療はPS2以上（0に近いほう）の全身状態が必要だと考えられています。

特に、肺を切除する手術は一時的にどうしても肺の機能を低下させてしまいますから、普段の生活で自力歩行できなかったり、寝ていることが多かったりするような患者さんの場合は手術はすべきではないと考えられます。全身状態が悪くて手術に耐えられる体力がなければ、病期的には手術がすすめられる状況にあっても手術以外の治療を考えざるを得ません。

パフォーマンス・ステータス（PS）

グレード	一般状態
0	無症状で社会活動ができ、制限を受けることなく発病前と同等にふるまえる
1	軽度の症状があり、肉体労働は制限を受けるが、歩行、軽労働や座業はできる。たとえば、軽い家事、事務など
2	歩行や身の回りのことはできるが、ときに少し介助がいることもある。軽労働はできないが、日中の50パーセント以上は起居している
3	身の回りのある程度のことはできるが、しばしば介助を必要とし、日中の50パーセント以上は就床している
4	身の回りのこともできず、常に介助を必要とし、終日就床している

全身状態を表す指標はいくつかありますが、この指標はＥＣＯＧというアメリカのグループが提唱しているもので、世界的にもっともよく使われています。

①切除手術の標準的な日程

肺がんの手術時間は、標準的な根治《こんち》手術で3時間前後かかるといわれ、出血量は50〜200ml程度で済むため、輸血が必要になることはほとんどありません。消化器の手術とは違って胃腸への負担がありませんから、手術の翌日から食事もできます。回復が順調であれば、どんどん体を動かせる状態になります。

手術が終わったあと、手術後の出血や肺からの空気漏れのチェックをすると同時に、浸出液を排出するためのドレーンという管を入れます。その管は出血や空気漏れがなければ手術後1〜4日程度で抜くことができます。

入院日数は患者さんの状況によって異なりますが、国立がん研究センター東病院では胸《きょう》腔鏡《くうきょう》補助《ほじょ》下《か》手術《しゅじゅつ》や胸腔鏡手術で、一般的に手術後6〜7日間、平均の入院日数は8〜9日間となっています。多くの医療機関でも、手術後1週間程度で退院することができるのではないかと考えられます。

非小細胞肺がんの病期による治療法

治療前の病期	治療法（以下の治療法のいずれかが選択されます）	標準的治療としての推奨度	臨床試験として行われている治療
ⅠA	①外科手術	◎	
	②放射線療法（手術が適切でない場合）	○	
	③レーザー治療（光線力学的治療）	△がんの場所が限られる	
ⅠB	①外科手術	◎	
	②放射線療法（手術が適切でない場合）	△	
	③手術後に抗がん剤治療（術後補助化学療法）	◎	○
	④抗がん剤治療のあとに外科手術	△	○
ⅡA ⅡB	①外科手術	○	
	②放射線療法（手術が適切でない場合）	○	
	③手術後に抗がん剤治療（術後補助化学療法）	◎	
	④抗がん剤治療のあとに外科手術	△	○
ⅢA	①外科手術（現在は手術単独治療は推奨されていない）	×	○
	②外科手術と放射線療法の併用療法	△	○
	③抗がん剤治療あるいは抗がん剤治療と放射線療法のあとに手術（手術で取り切れる場合は標準的治療）	○	○
	④放射線療法と抗がん剤治療の併用療法（手術が適切でない場合の標準的治療）	◎	○
	⑤放射線療法（手術、抗がん剤治療が適切でない場合）	○	
	⑥手術後に抗がん剤治療（術後補助化学療法）（完全に手術で取り切れた場合）	○	
ⅢB	①抗がん剤治療と放射線療法の併用療法（標準的治療）	◎	
	②抗がん剤治療あるいは抗がん剤治療と放射線療法のあとに手術	△	○
	③放射線療法（手術、抗がん剤治療が適切でない場合）	○	○
	④抗がん剤治療（放射線療法が適切でない場合）	◎	
Ⅳ	①抗がん剤治療（標準的治療）	◎	○
	②抗がん剤治療と放射線療法の併用療法		○
	③放射線療法（抗がん剤治療が適切でない場合）	△	
	④痛みやほかの苦痛など症状の緩和を目的とした治療（抗がん剤治療が適切でない場合の標準的治療）	◎	

②標準手術

肺野型肺がんの手術でもっとも標準的な手術の方法は、肺葉《はいよう》を1つ切除する肺葉切除術です。がんのできている肺葉をブロックごと切除して周囲のリンパ節をとります。手術のアプローチとしては完全《かんぜん》胸腔鏡《きょうくうきょう》下《か》手術《しゅじゅつ》と胸腔鏡《きょうくうきょう》補助《ほじょ》下《か》手術《しゅじゅつ》、そして胸腔鏡を用いない手術があります。胸腔鏡補助下手術は胸部を6～12センチ前後切開し、肋骨《ろっこつ》の間から胸腔鏡（カメラ）を入れ、そのカメラがとらえた画像をモニターで見るのと、ライトや拡大鏡がついたヘッド・キャップを頭につけて肺を見るので状況に応じて使い分けができる手術です。

国立がん研究センター東病院では、安全性とがんを完全に取り切れるかどうか、そして手術時間を考慮して胸腔鏡補助下手術を行っています。比較的早期の症例では、完全胸腔鏡下手術を行っています。

完全胸腔鏡視下手術とは胸に穴のような1～4センチの小さな傷を3～6カ所つくって、そこから胸腔鏡や手術器具を挿入し、肺葉を切除する胸腔手術です。これは、手術としては胸を大きく切開するよりも呼吸にかかわる筋肉への負担が小さいのがメリットです。また、傷口が小さいので美容的な面でのメリットもあります。胸腔鏡のデメリットは、視野が狭いので血管を傷つけて出血したとき、その対応が遅れる可能性があるということです。大出血で対応が遅れた際、命にかかわりますから、リスクを理解してから手術を受けましょう。

胸腔鏡補助下手術の傷

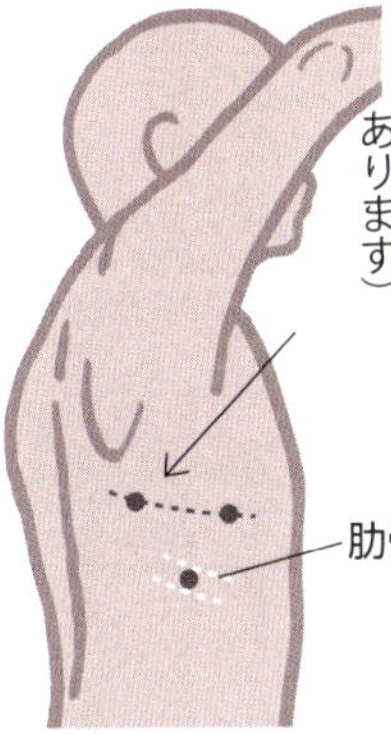

右上葉切除術の場合、点線が切開する部分、胸腔鏡や自動縫合器具などを入れるのは小さな円の部分です。

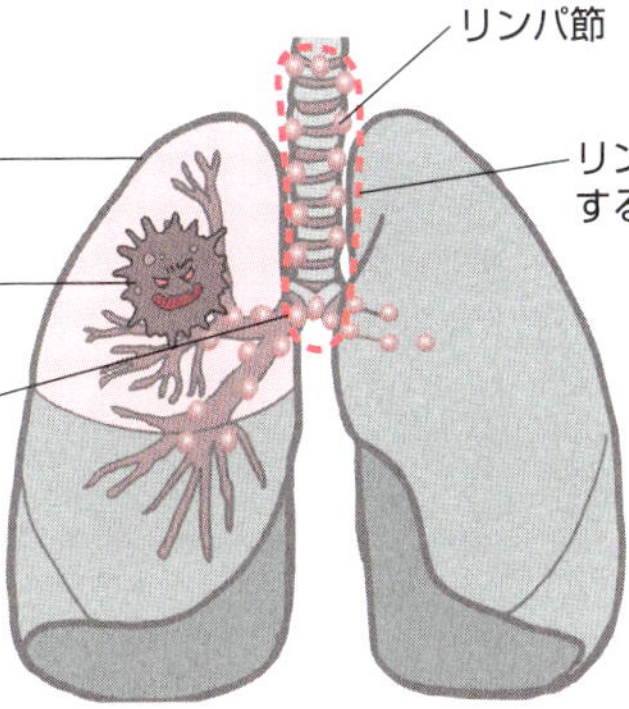

リンパ節は脂肪組織の中に埋まっているため、リンパ節だけを取り除くことができません。そのため、リンパ節を取り除くことが必要なときは、脂肪組織も含めてひとかたまりにして切除します。それを「郭清」といいます。

Ⅰ期の肺がんの75～80パーセントはリンパ節転移がないので本来は治療としてリンパ節を切除する必要はないのですが、現在の画像診断の限界を考えて正確に病期診断するために脂肪組織も含めて切除します（郭清《かくせい》）。がんの広がりによっては2つの肺葉や片肺全部を切除すること、また、機能している肺を残すために気管支あるいは血管を一部切ってつなぎあわせる形成術を行うことがあります。がんの転移には多くは一定のルートがあります。乳がんでは、最初にセンチネルリンパ節（見はりリンパ節）を採取して転移の有無を調べます。そこに転移がなければ、それより先のリンパ節を切除する必要はないと考えられています。一方、肺がんの場合は、肺の中や周囲に多くの血管やリンパ管が網の目のように張り巡らされているうえリンパの流れが必ずしも一方向だけではないので、真のセンチネルリンパ節の場所がつかみにくいといわれています。従って領域としての郭清を行う必要があります。手術のやり方は、がんの広がり、手術そのものの難易度、体の大きさ、心肺機能などさまざまな点を考え、それぞれの患者さんに合わせて決まります。もし、アプローチの方法を選べる状況であれば、それぞれのアプローチのメリット、デメリットを十分に理解して決定されるとよいでしょう。

肺がんの病期分類と術後生存率　5年生存率(%)

病理病期（TNM分類第6版）	1989年	1994年	1999年	2004年
IA	75.8	79.5	83.9	85.09
IB	59.8	60.1	66.3	69.3
ⅡA	48.8	59.9	61.0	60.9
ⅡB	44.2	42.2	47.4	51.1
ⅢA	24.6	29.8	32.8	41.0
ⅢB	15.3	20.6	29.6	36.7
Ⅳ		19.9	23.2	27.8
全体	47.8	52.6	61.8	69.6

肺がんの病期分類と術後生存率は日本肺癌学会、日本呼吸器外科学会、日本呼吸器学会、日本呼吸器内視鏡学会が共同して設けた肺がん登録合同委員会が、５年ごとに行っている大規模調査の報告です。診断技術の進歩によって早期発見の率が上がったことや、装置、抗がん剤などの開発が進んだことが生存率の上昇に影響していると考えられます。分子標的治療薬の登場などもあって、今後もさらに上昇していくと見られています。

③縮小手術

最近の手術は胃、大腸など、どの臓器でも体に負担が少ない縮小手術が増えています。肺がんでも手術後の肺機能を良好に保つために同様の方向に進んでいます。がんのできた場所とその形状にもよりますが、肺がんが小さくて肺の外側にある場合やCTですりガラス様《よう》陰影《いんえい》を主体にした3センチ以下の症例では縮小手術といって、がんのある肺区域だけを切除したり、がんとその周辺をくさび形に切除したりします。以前の米国の臨床試験の結果から縮小手術では周囲のがん細胞を取り残す可能性があり、そこから局所再発するリスクが高くなるともいわれています。しかし現在は、診断技術も手術も進歩していますから、症例を選べば、再発のリスクも減り肺葉切除と変わらない治療成績が期待されています。

現在、手術前の画像検査で、転移しやすいがんか転移しにくいがんかを、ある程度推定できるようになりました。2センチ以下の転移しやすいがんを縮小手術にすると10～15パーセントにリンパ節転移や局所再発のリスクがあります。転移しにくいがんの場合は縮小手術が可能だと考えられています。肺の外側3分の1程度のところにあるがんなら部分切除、それより内側にできたがんなら区域切除を行うのが一般的です。

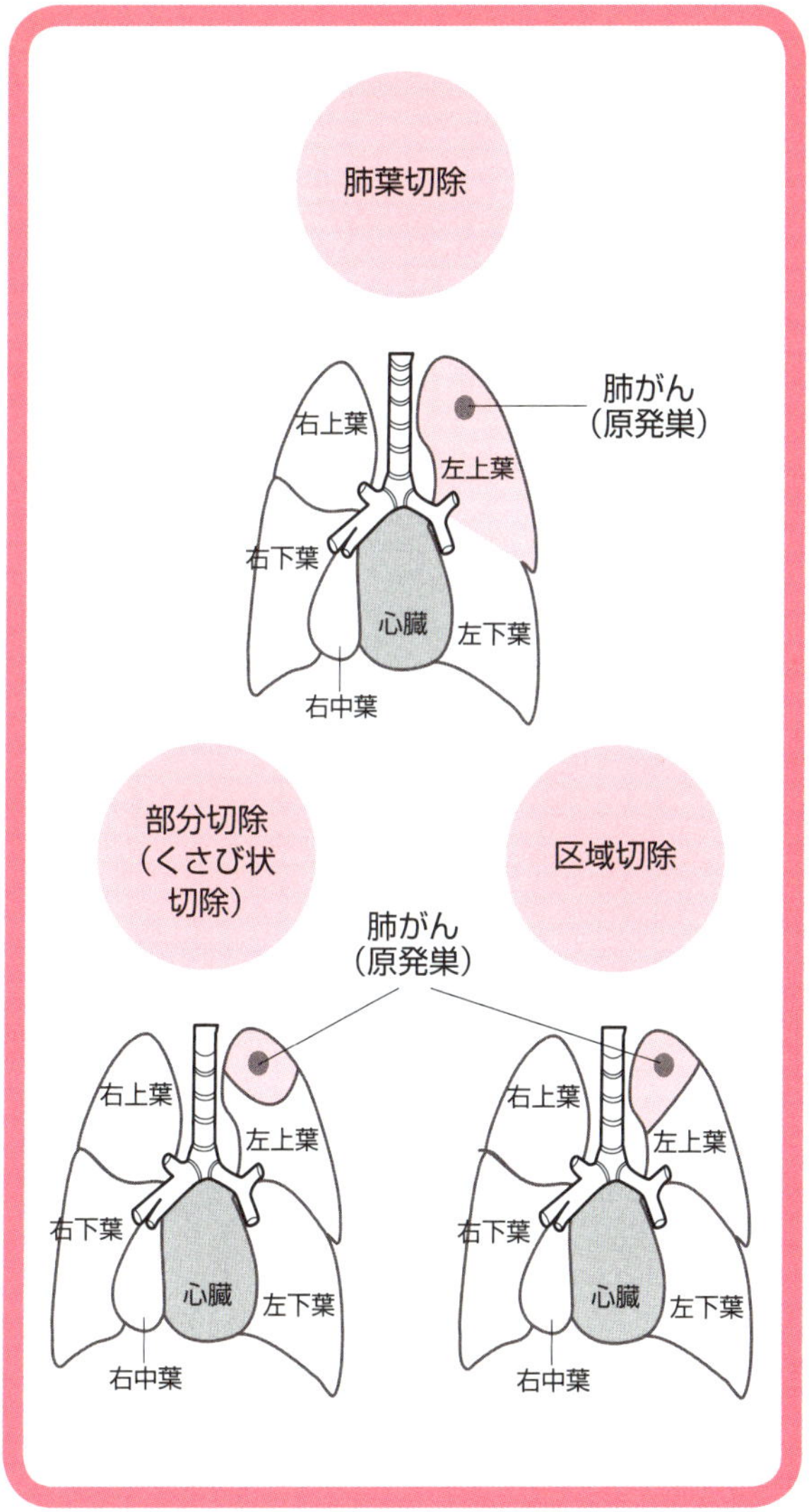

④拡大手術

肺がんが肺のまわりに広がっている場合、標準手術ではがんを取り切ることができません。そうした場合、肺周辺の組織を含めて切除することがあり、それを拡大手術といいます。

切除する部分はがんがどこまで広がっているかで異なりますが、肋骨《ろっこつ》、背骨、横隔膜《おうかくまく》、心臓を含む心膜《しんまく》、心臓の一部（左心房）、食道まわりの臓器の一部と一緒に取る合併切除がそれです。これに加え、ⅢA／ⅢB期など本来手術だけでは治らない病期で抗がん剤や放射線治療を行ったあとに手術を行うときにも、血管や気管支を形成する形の拡大手術もあります。

拡大手術はしばしば体に非常に大きい負担がかかります。患者さんがそれに耐えられないと判断されるような場合や、治癒、あるいは完全切除が望めないときは行うべきではありません。治癒を望めると考えられるときに行われますが、治癒を目的としていても予後が楽観できないのが現実です。

手術後の合併症

手術後に起こる合併症は、軽いものも含めると 10 ～ 15 パーセント、重大なものは 2 ～ 3 パーセント起こるといわれます。重大な合併症でもっとも多いのは肺炎です。

重い合併症

肺炎	痰詰まりの肺炎と、肺が壊れて 50 パーセントは致死的な状態になる間質性肺炎がある。手術後 4 ～ 5 日目に発症し、発熱、黄色の痰、咳などが起こる。特に喫煙者は間質性肺炎のリスクが高く、気管支瘻《きかんしろう》、肺瘻《はいろう》などの合併症のリスクも高い
気管支瘻	気管支を切断して縫合したところから空気が漏れ、発熱や胸水がたまる症状が起こる
膿胸《のうきょう》	胸腔内に膿がたまる。気管支瘻や肺瘻になったり、肺の外側で細菌感染が起こったりして化膿すると膿がたまる。治療が長期間になると再手術が必要なこともある
肺塞栓《はいそくせん》	血流が悪くなって血栓ができやすくなり、その血栓が肺動脈に詰まって肺塞栓となる。まれにしか起こらないが、起こると命にかかわる。突然、呼吸困難になるので、早く離床して予防する必要がある
心筋梗塞 脳梗塞	長時間寝たままで血栓ができ、冠動脈の血流を阻害して心筋梗塞や脳梗塞を起こす
乳び胸	胸管に傷がつき、乳びが漏れ出して胸腔内にたまる。量が多い場合は手術が必要になる

軽い合併症

不整脈	もっとも多い合併症で、手術後2～3日に発症する。心臓に関係している迷走神経の枝や心臓から肺に行く血管が切れてしまったり、心膜（心臓を包む膜）が開いてしまったりして起こる。動悸、立ちくらみ、冷や汗などを自覚する
手術後の出血	出血は手術当日に起こることが多いが、2日目に起こることもある。多くは肋間動脈から起こり、1時間に 100 ミリリットル以上の出血が2時間以上続いたら再手術が必要になる
声のかすれ	声帯をコントロールしている反回神経の麻痺によって起こる。左の肺を手術したときに起こりやすく、自然に治る
無気肺	気管支内に痰が詰まってその先の空気の流通が悪くなるために起こる。長期になると肺炎になる。
肺瘻《はいろう》	肺から空気が漏れること。ときに膿胸を引き起こし、普通なら1週間程度で自然に治る

①放射線の作用を利用した治療法

放射線は波長の短い電磁波と高速で動く粒子のこと。それは物質を透過する性質があります。細胞に放射線が当たると、細胞分裂しているDNAに傷がついて増殖できなくなり、細胞分裂が活発ながん細胞は大きなダメージを受けるのです。放射線療法がうまくいってがん細胞が完全に死滅すれば完治したといっていいでしょう。肺がん治療では手術と並ぶ代表的な局所療法ですが、進行期では緩和療法と呼ばれる痛みのコントロールにも利用されています。直接体を傷つけないため、手術と比較すると一般的に負担が少ないといわれていますので、高齢者や体力のない人、どうしても手術を受けたくない人に向いています。

たとえば、非小細胞肺がんのI期で、何かの要因で手術ができない人やどうしても手術を受けたくない人に対しては、放射線による根治治療が行われます。標準手術（肺葉切除以上）が可能な場合、3年以内に手術で取り切れる範囲に20パーセント超の局所再発が起こると示されており、手術で完全切除が可能な人に対して、積極的には放射線療法がすすめられることはありません。

いっぽうで肺機能が悪いなど、何かの要因があって標準手術ができないⅠ期の患者さんには放射線療法が手術以外の治療の選択肢です。放射線療法は骨転移と脳転移に高い治療効果があります。骨転移をすると疼痛《とうつう》が起こりますが、その7〜9割が緩和されますし、骨折予防にも用いられます。脳転移の症状の緩和や、小細胞肺がんでは化学療法のあとに脳転移の予防として行われることもあります。

定位放射線治療は周囲への影響を抑えられる

細胞が放射線のダメージを受けて間質性肺炎などにならないため、定位放射線治療が行われるようになりました。呼吸によって照射するがんの位置がずれたとき、コンピューター制御で放射線が止まるようにしたもので、ピンポイント照射とも呼ばれます。この方法が行われるようになって、放射線障害が大幅に減少しています。3センチ以下のⅠ期がんに対する定位放射線治療は従来の照射法より高い効果が示され、現在は、定位放射線治療は5センチ以下のⅠ期肺がんに対して保険適用になっています。

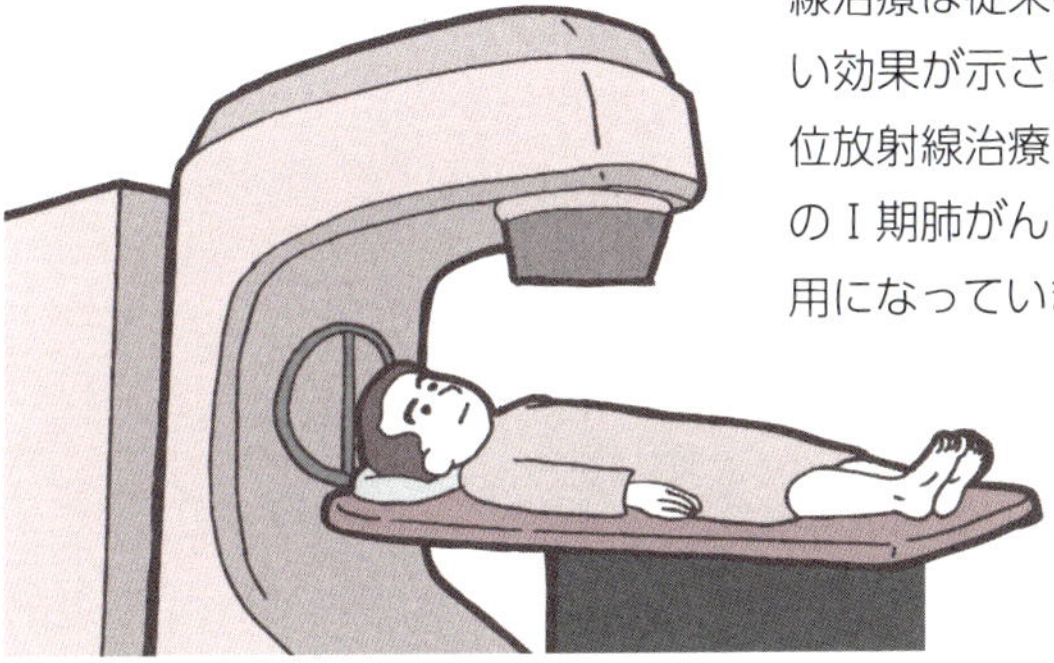

② 放射線療法の副作用

　放射線による副作用は、治療中から3カ月後までに起こる急性障害（急性反応）、治療が終わって数カ月後や数年後に現れる晩期障害（晩期反応）の2種類です。

　急性障害は放射線量が一定より増える（20～30Gy＊）と起こりますが、治療後の数週間で治ります。さまざまな症状があるので、主治医に相談して対処しましょう。副作用についても早期発見、早期治療が大切です。

　放射線皮膚炎になって皮膚が赤くなったりかゆくなったりしたら、やわらかい素材の洋服を着たり、クリームやステロイド軟膏《なんこう》を塗って対処します。白血球が減少したときは、十分睡眠をとり栄養バランスのとれた食事をすることが大切です。放射線食道炎になってしまったら、のどがヒリヒリしたり飲み込めないこともあるので、粘膜を保護する薬や鎮痛剤を使ったり、のどごしがいい食品を食べるようにするなどの対応が大切です。また、放射線肺臓炎になると、咳や発熱、呼吸困難が起こることもあるので、副腎皮質ホルモン

＊Gy：物質が吸収するエネルギー量J（ジュール）/kgはGy（グレイ）という単位であらわす。1Jは1Gy。

剤などで治療をします。

晩期障害として、放射線肺臓炎のあとに肺線維症や無気肺で苦しくなったり、体にしびれや麻痺《まひ》などが生じることもあります。

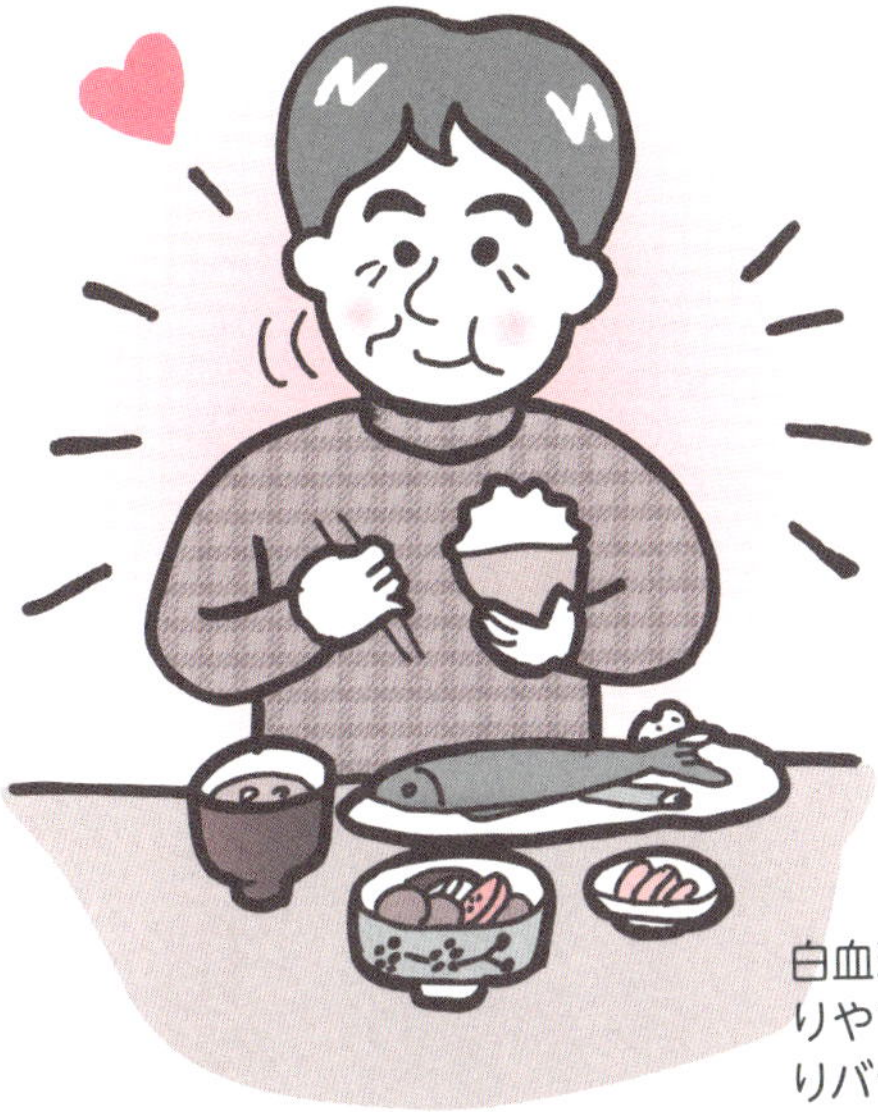

白血球が減少すると感染症にかかりやすくなるので、睡眠をとったりバランスのよい食事を摂ったりして体調を整えましょう。

急性障害の主な症状

- **放射線皮膚炎**　皮膚が赤くなる　かゆくなる　黒ずむ　皮がむける
- **白血球減少**　かぜなどの感染症にかかりやすい
- **貧血**　鉄分が足りなくなる
- **放射線食道炎**　のどがヒリヒリする　飲み込みにくくなる
- **放射線肺臓炎**　咳が出る　発熱　呼吸困難

晩期障害の主な症状

- **肺線維症**　咳や息切れ
- **無気肺**　呼吸困難
- **脊髄炎（まれに）**　運動障害　感覚障害

①抗がん剤を用いた化学療法

がんの代表的な治療法の1つである抗がん剤治療は、化学療法あるいは薬物療法と呼ばれます。そのほかの化学療法は、ホルモン剤を用いるホルモン療法です。ホルモン療法は乳がんや前立腺《ぜんりつせん》がんなどのようにホルモンの影響があるがんの治療として選択されます。

抗がん剤は進行がんの治療に用いられることや、固形がんの種類によって手術後に再発を予防する目的で使われることがあります。最近では、そのままでは手術で切除するのが難しいがんを縮小させるために使用したり、手術の前からあるであろう目に見えない微小転移の判断を期待して用いられることがあります。その効果を高め、副作用をできるだけ抑える方法として、2種類以上の抗がん剤を組み合わせて使用する、多剤併用療法という方法を用いています。非小細胞肺がんは、術前や術後の補助療法として抗がん剤治療が積極的に使われています。手術の適応にならない進行がんや手術だけでは根治しないがんの場合、病期に応じて化学療法を行ったり放射線療法を同時併用したりすることもあります。

小細胞肺がんは抗がん剤が効くといわれ、化学療法の有用性では、急性骨髄《こつずい》性《せい》白血病、悪性リンパ腫、小児がんに次いで感受性が高いといわれています。ただし、限局型の小細胞肺がんは放射線療法と組み合わせて治療するのが普通で、完全消失した患者さんは50～60パーセント、半分以下の大きさになった人は90パーセント以上だったという報告もあります。

がんの種類による化学療法の有用性

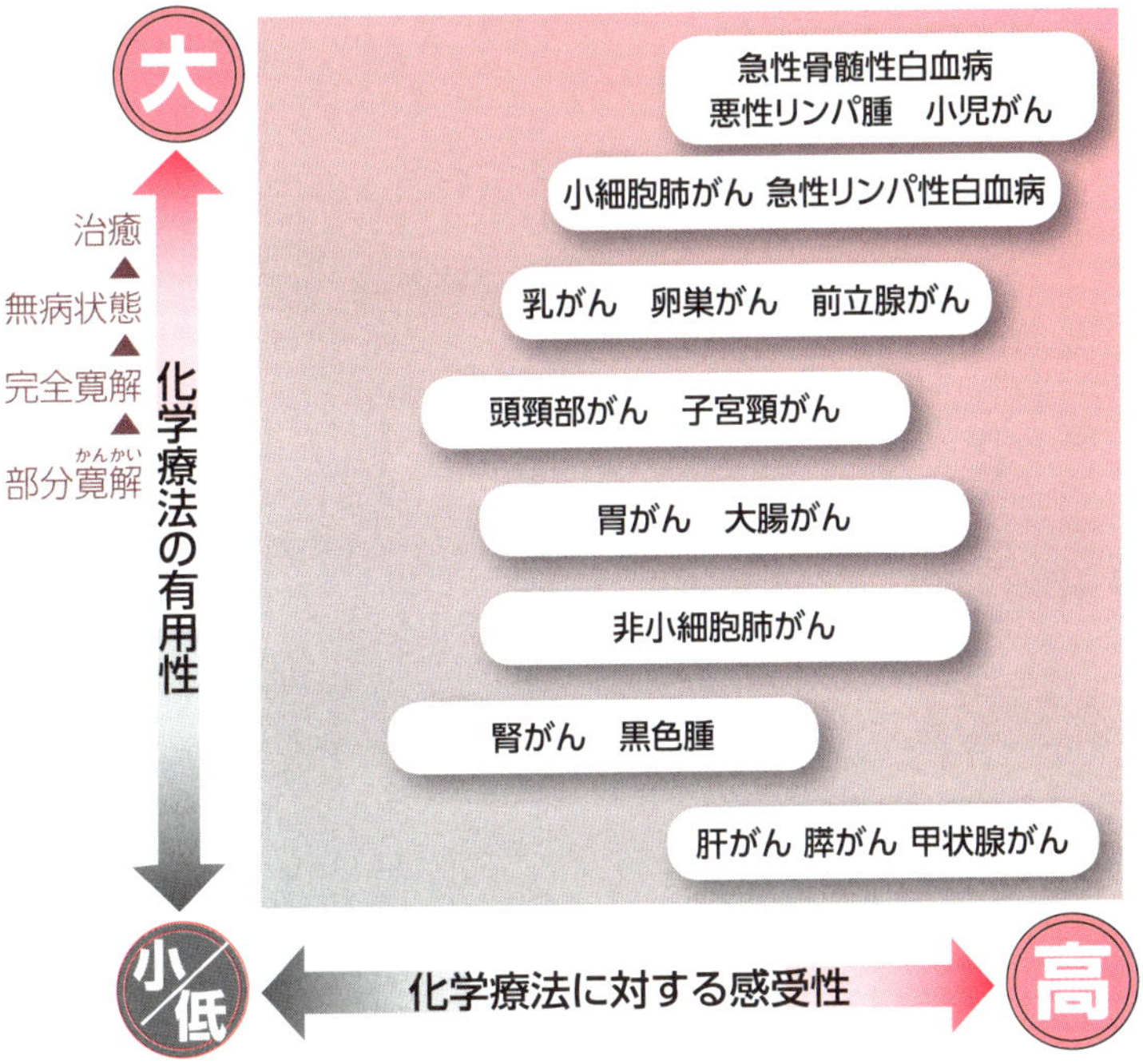

②抗がん剤の副作用

抗がん剤の副作用は薬の種類によって違いますが、一般的には分裂が盛んな細胞が影響を受けます。骨髄細胞、消化管粘膜、毛根などに副作用が現れるため、その症状を抑える薬が処方されたり、生活上の注意で症状が軽くなる場合があります。副作用が軽くならないときには、薬の量を減らしたり薬を変更したり、中止することもありますから、つらいときは医師に相談しましょう。

抗がん剤の副作用の発現時期

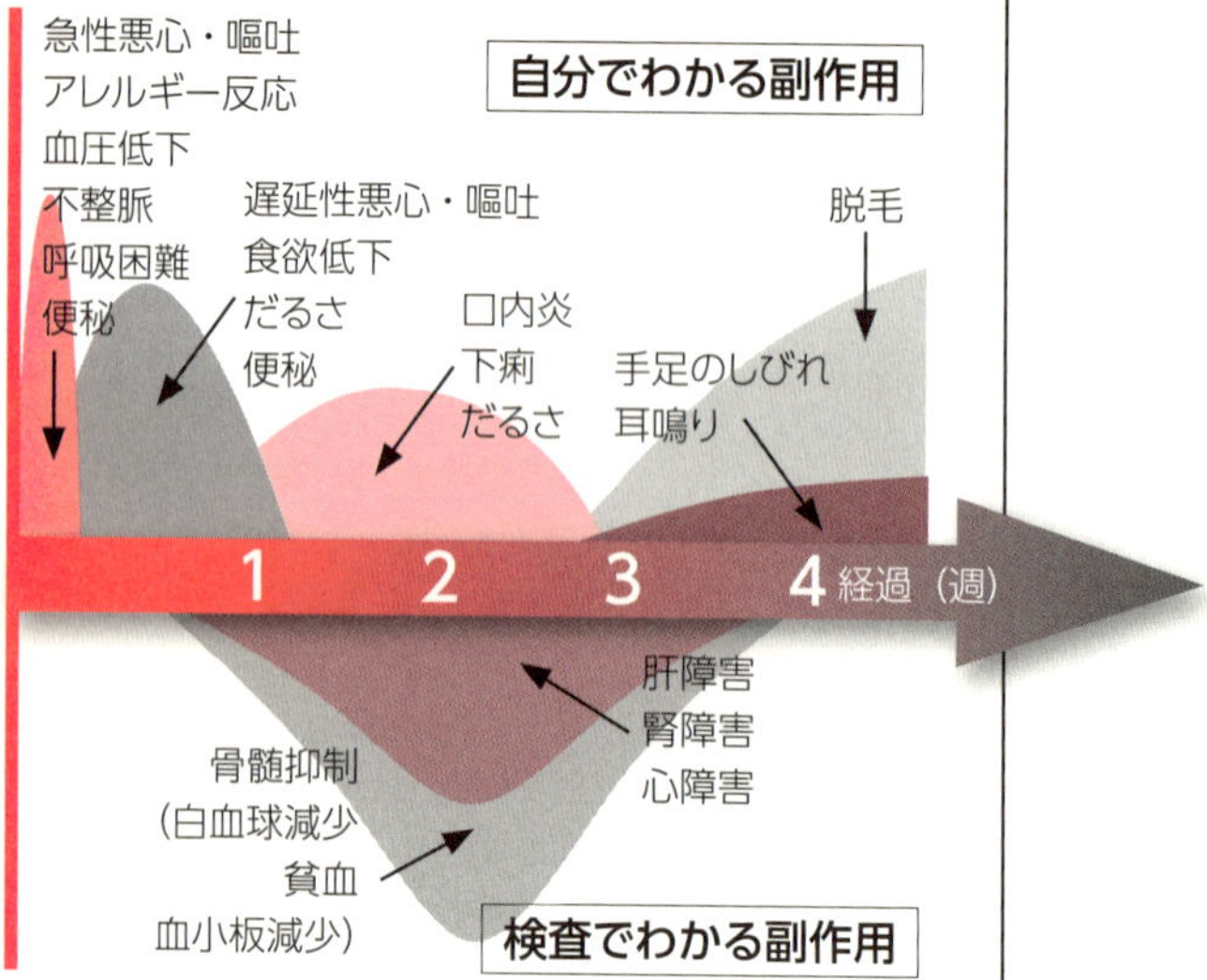

抗がん剤で起こりやすい副作用と対策

副作用と症状	対策
骨髄抑制 感染症にかかりやすくなる 立ちくらみを感じる 出血しやすくなる	白血球の減少は薬で治療・予防する 血小板や赤血球の減少は輸血でおぎなう
吐き気 悪心 嘔吐	十分に睡眠をとる 満腹も空腹も気持ち悪くなるので飲み物や軽くつまめるものを病院に持参する アメや氷を口に含んだり、うがいをする 脂肪が少なくて消化がよいものを摂り、少量ずつゆっくり食べる 食品のにおいが気になるときは冷やす 食後は横にならずイスで休む 気持ち悪くなったらゆっくりと呼吸をする
口内炎 口の中に炎症が起こる	食事はやわらかくてのどごしがいいものにする 歯ブラシはヘッドが小さくてやわらかいものを使う
胃痛・下痢・便秘 胃が痛い 下痢が続く 便秘が続く	脂肪が少なくて消化がよいものを摂り、少量ずつゆっくり食べる 便秘しているときは水分や食物繊維を十分摂る 便秘のときは、決まった時間に食事を摂る 朝食を抜かない 運動をする
食欲不振 口内が汚れていると味覚に影響が出る	歯磨きやうがいをする 酸味のあるものを食べる 味のしっかりついているものを食べる のどごしがいいものを食べる
脱毛 抗がん剤投与後3週間ごろから治療終了後の2～３カ月の間に脱毛する	ウイッグや帽子を着用する 刺激の少ないシャンプーを使用する 地肌をこすりすぎない

③分子標的治療薬を用いた化学療法

分子標的治療薬は、「がん」という特定の遺伝子、あるいはタンパク質といった敵に的をしぼって攻撃する薬として開発されました。がんの増殖にかかわる分子を標的に定めて作用するようつくられました。従来からある細胞毒の抗がん剤は敵であるがん細胞だけでなく、正常細胞までも攻撃してしまうことがあります。いっぽう、分子標的治療薬では作用機序《きじょ》が異なりますので、薬によってさまざまな作用があります。

肺がんでは2015年9月時点で6種類の分子標的薬が健康保険の適用を受け、多くは進行型の非小細胞肺がんの一部に使われています。最初に開発されたのがEGFR（上皮成長因子受容体）からの信号を阻害するゲフィチニブで、がん細胞の増殖の信号伝達を阻害します。エルロチニブやアファチニブという薬も同様の作用があります。ともに、1日1回の服用で効果がある限り服用を続けます。また、クリゾチニブとアレクテシブという薬は、肺がんの遺伝子であるEML4‐ALKのがんの増殖にかかわるチロシンキナーゼの一種が活性化しないよう、その作用を阻害してがん細胞の増殖を抑える薬です。服用は1日2回で効果がある限り服用を続けることになります。扁平上皮がんを除く非小細胞肺がんでは、患者さんの状況によって「がんのまわりに新しい血管がつくられてがんが増えるのを抑える」いわゆる血管新生阻害剤の使用やベバシズマブという分子標的薬を細胞毒の抗がん剤と一緒に使うことがあります。

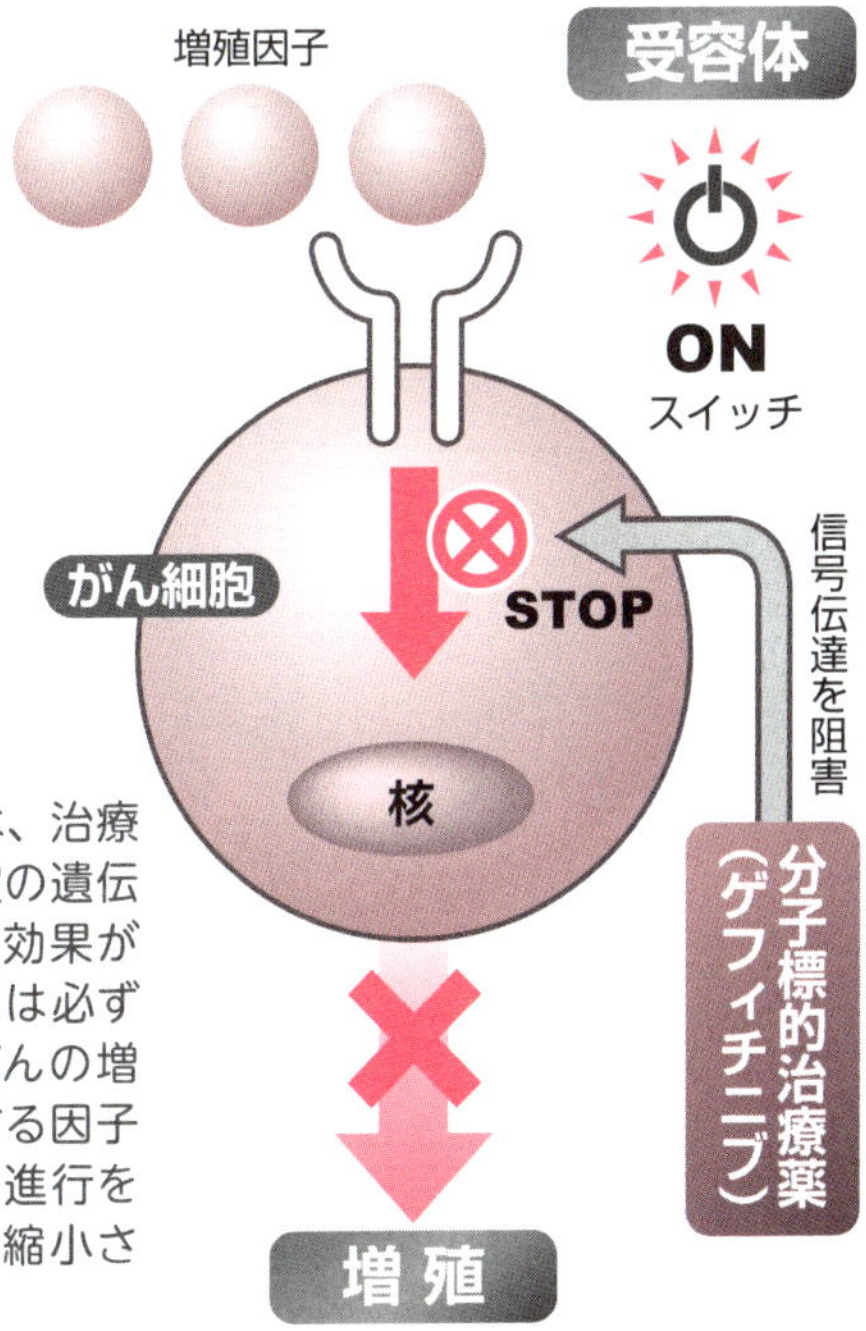

分子標的治療薬は、治療前の検査で、特定の遺伝子に異常があって効果が期待できるときには必ず用いられます。がんの増殖や転移に関係する因子に作用し、がんの進行を抑えたり、がんを縮小させる薬です。

④分子標的治療の副作用

ゲフィチニブ、エルロチニブ、アファチニブは、骨髄抑制や脱毛などのような副作用はほとんどありませんが、使用を続けると、ニキビ、乾燥肌、爪の周囲がはがれる爪囲炎《そういえん》、細菌が感染して化膿する化膿性爪囲炎（ヒョウソウ）などの皮膚障害、下痢などが起こります。また、間質性肺炎《かんしつせいはいえん》などの薬による急性肺障害を起こす頻度は従来の細胞毒抗がん剤よりやや高いとされています。

クリゾチニブでも、間質性肺炎の死亡例や肝不全による死亡例が起きています。また、心電図のＱＴ間延長（不整脈の一種）、白血球や血小板などの減少、かすみや複視などの視力障害なども起こるといわれます。服薬中は血液検査、心電図測定、眼科の検査などが必要となり、視力に異常や不安を感じたら車の運転は避けるようにしましょう。

ベバシズマブという薬には、高血圧、タンパク尿、がんからの出血、喀血、消化管に穴が開く、傷口が治りにくい、心筋梗塞《しんきんこうそく》、脳梗塞《のうこうそく》などの副作用があります。

EGFR（上皮成長因子受容体）阻害薬で起こりやすい副作用と対策

副作用と症状	対策
急性肺障害 発熱 咳 息苦しさ	服用を休止、あるいは中止する 初期の肺障害ならステロイド剤を服用する グレープフルーツは摂らない （副作用を強める成分が含まれる）
皮膚の症状 ニキビのような皮膚炎やかゆみ 皮膚の乾燥 爪囲炎 化膿性爪囲炎	皮膚を清潔にする 刺激の少ないクリームで保湿する 刺激の少ない石鹸やシャンプーを使用する 体や顔をごしごし洗わない やわらかいタオルを使用する 洗髪で頭皮を傷つけないようにする ニキビ用の薬は使用しない 外出時は日焼け止めクリームを使用する 症状が強いときは副腎皮質ステロイドを含む外用薬で治療する

　薬の特性もあるいっぽうで患者さんの状況によってその副作用のリスクが違います。分子標的薬といえどもがんに対する薬物療法を受ける際にはその薬のリスク（副作用）とベネフィット（期待される効果）を十分に理解した上で慎重に使用していく必要があるでしょう。主治医と納得のいくまで相談することをおすすめします。

免疫療法について知識を得よう

免疫機能を高めるがん治療

免疫療法とは、人の体に備わっている免疫機能を高めることでがんを治療する方法です。がんの増殖に関係する物質に対する抗体を利用する抗体療法、がん由来のタンパクやペプチド（アミノ酸が結合したもの）を利用したワクチン療法、ＬＡＫ細胞や腫瘍組織浸潤《しんじゅん》リンパ球や樹状細胞などを体外で活性化させそれを投与する細胞免疫療法などが研究されています。肺がんに対するペプチドワクチン療法は種々行われていますが、２０１５年９月現在、多くは臨床試験中であり、有効な治療薬としては確立していません。術後補助療法としてのＭＡＧＥ-Ａ３抗原に対するワクチン療法や、化学・放射線治療後の維持療法としてのＭＵＣ-１抗原に対するワクチン療法の第３期臨床試験ではワクチン療法の有用性は示されていません。いっぽう、免疫チェックポイントに着目した抗体療法については、ＰＤ-１阻害薬とＰＤ-Ｌ１阻害薬などの臨床試験が行われ、進行性非小細胞肺がん特に扁平上皮《へんぺいじょうひ》がんで、がんの縮小が認められました。米国を中心とした国際共同試験で進行・

再発非小細胞肺がんの二次治療（１回目の治療が効かなかった症例）で従来の細胞毒抗がん剤であるドセタキセルに対してＰＤ-１抗体のニボルマブが有意に生存期間を延長することが示されました。特に扁平上皮がんでは腺がんなどの非扁平上皮がんに比べて高い有用性が示され２０１５年３月にはＦＤＡ（米国食品医薬品局）で扁平上皮がんに対する治療として承認を受けました。その後、秋には非扁平上皮がんでも承認を受けました。日本では２０１５年12月末に保険適用になりました。ただし、副作用については未知の部分もあります。主治医とよく相談したうえで治療されるとよいでしょう。ＰＤ-Ｌ１抗体の有用性も近い将来示されると期待されています。

しかし、実証がないまま高額な治療をすすめる施設もあるので、希望するときは医師とよく相談することをおすすめします。

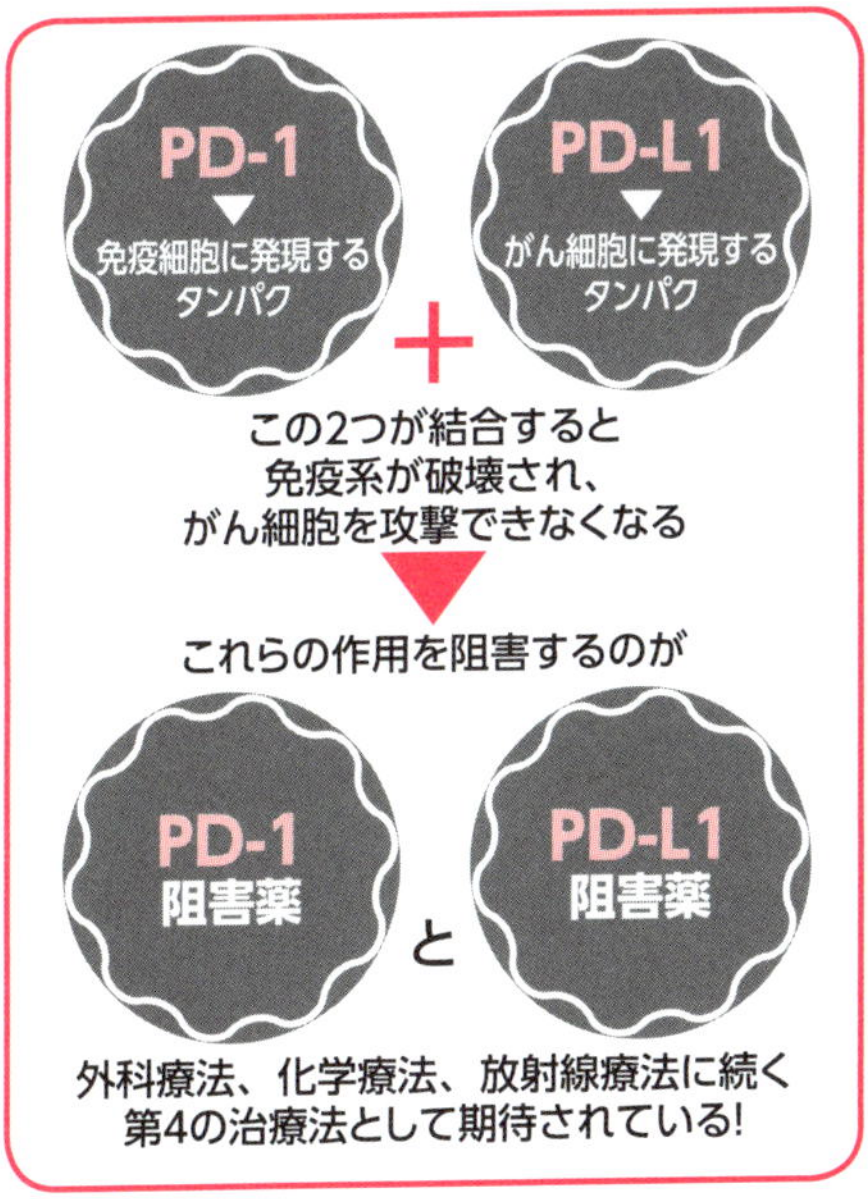
PD-1
免疫細胞に発現するタンパク
PD-L1
がん細胞に発現するタンパク
＋
この2つが結合すると
免疫系が破壊され、
がん細胞を攻撃できなくなる
これらの作用を阻害するのが
PD-1 阻害薬
と
PD-L1 阻害薬
外科療法、化学療法、放射線療法に続く
第4の治療法として期待されている!

光線力学的療法について知識を得よう

病期0期の肺門型肺がんに対して行う治療法

光線力学的療法（PDT）とはがん細胞になじみやすい光感受性物質を静脈から注射、がん細胞にその物質が残ることを利用してこの部分に低出力のレーザー光線を照射し、がんを破壊する治療法。体に傷をつけない治療法なので、手術を受ける体力がない場合でも治療が可能です。非小細胞肺がん、特に扁平上《へんぺいじょう》皮《ひ》がんで、気管支鏡検査で確認できる範囲の気管・気管支粘膜の表面にとどまっている1センチ以内の粘膜上皮がんであれば、約95パーセント完治するといわれています。

光感受性物質を投与するため、治療後すぐに紫外線に当たると、ひどい日焼けを起こします。外出するときは長袖、長ズボン、帽子、サングラスなどで紫外線を防ぎましょう。腫瘍親《しゅようしん》和《わ》性光感受性物質《せいこうかんじゅせいぶっしつ》のフォトフィリンを使ったときは、注射後1カ月間、レザフィリンの場合は注射後2週間ほどは直射日光を避け、300ルクス以下の光量で過ごすことが必要です。また、クロレラ加工品やドクダミ、セロリなどを大量に摂取すると、光への過敏性が高くなるので、しばらく摂取を控えましょう。

※PDTは進行肺がんのうち、①気道（気管や太い気管支）をふさぐ肺がんに対して気道を開大することを目的に行う場合、②手術前にPDTを行うことによって切除範囲を小さくすることが予想される場合に、公的保険が適用されます。

がんに集まりやすく、
レーザー光線に反応しやすい
腫瘍親和性光感受性物質である
フォトフィリン
あるいは
レザフィリンを
静脈内に注射

▼

気管支鏡を挿入してレーザー光線を照射

▼

光感受性物質が光化学反応を起こす

▼

活性酸素が発生してがんを壊死させる

▼

壊死したがんを気管支鏡で取り出す

入院期間は
治療後1～2週間ほど

限られた医療機関で実施されている治療法

この場で提示した治療は、いずれも研究段階にあり保険適用ではありません。診療ガイドラインにおいても推奨される治療ではありません。治療を受ける際には、そのリスクとベネフィット（有形、無形の価値）を十分理解してのぞんでください。

①粒子線*治療

X線は体の表面近くでエネルギーがピークになって徐々に弱まっていき、体の表面近くの正常細胞を傷つけやすく、体の奥まで作用がおよんでダメージを与えることがあります。しかし、粒子線は停止直前にエネルギーがピークになる特徴があります。そのエネルギー放出を停止させるタイミングをはかることでがんに狙いを定め、最大のエネルギーでがんをたたくことが可能なのです。

粒子線治療はそれほど進行していない、さまざまながんに用いられます。肺がんの場合は、病巣が限局している非小細胞肺がんで、一般的には手術に耐えられるだけの体力がない人

＊**粒子線**：放射線の一種でX線の仲間。現在、多く使われるのは陽子線と重粒子線。それらのエネルギーを照射してがんを治療する方法

にすすめられていますが、手術が可能な人でも希望があれば治療が行われます。ただし陽子線か重粒子線は、その特性から適応となる部位が少し異なります。健康保険が適用されないので非常に高額ですが、最近では重粒子線治療の設備を導入する医療機関も増えているので、希望するときは医師に相談してください。

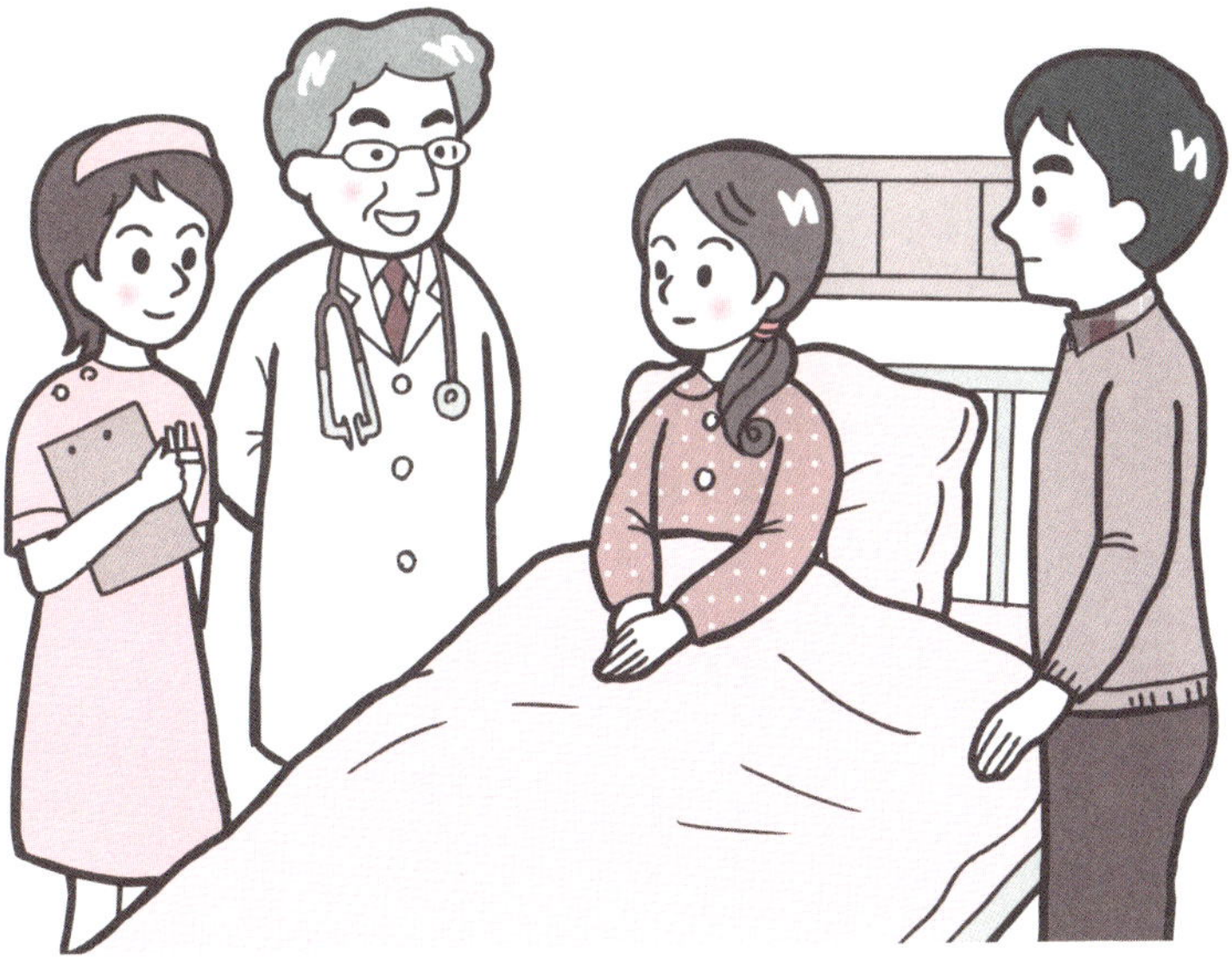

重粒子線治療を希望するときは、健康保険が適用されないために高額になることもあるので、担当医に相談しましょう。

②内視鏡的放射線小線源療法

アプリケーターという細い管を挿入し、その中にイリジウムという放射線を放出する線源を充填《じゅうてん》してがんに照射。すると、周囲にあまり影響を与えずにがんに大量の放射線を照射することができるので、高い効果が得られます。治療対象となるのは、0期と2センチ以下のⅠ期の肺門型肺がんです。外部照射と組み合わせて行うこともあります。

③末梢光線力学的治療

肺野末梢型肺がんに光線力学的療法が用いられることがあります。現在、医師主導臨床試験として実施されています。治療対象となるのは、がんが2センチ以下でリンパ節転移や遠隔転移がなく、高齢や臓器機能不全のため、手術に耐えられるだけの体力がない人となっています。

④そのほかの治療法

これまでご紹介した治療法のほか、ラジオ波凝固療法、凍結療法、低周波凝固療法などを研究している医療機関もあります。

たとえば、ラジオ波凝固療法とは、AMラジオと同じ周波数を使ってがんを熱で焼き切ったり、凝固させたりする治療法です。局所麻酔をしたあと、CTで見ながらラジオ波を発生する電極をがんの部分に刺して熱を加えて治療します。開胸せずに治療でき、手術に比べて体にやさしいと考えられています。しかし、空気塞栓《くうきそくせん》といって針を肺に刺すことで空気が血管の中に入り、意識消失をするリスクがあります。また、針ががんの真ん中に刺さってきれいに焼けるかどうかが問題となり、1カ所で十分な効果が予測できない場合は複数カ所に電極を刺します。

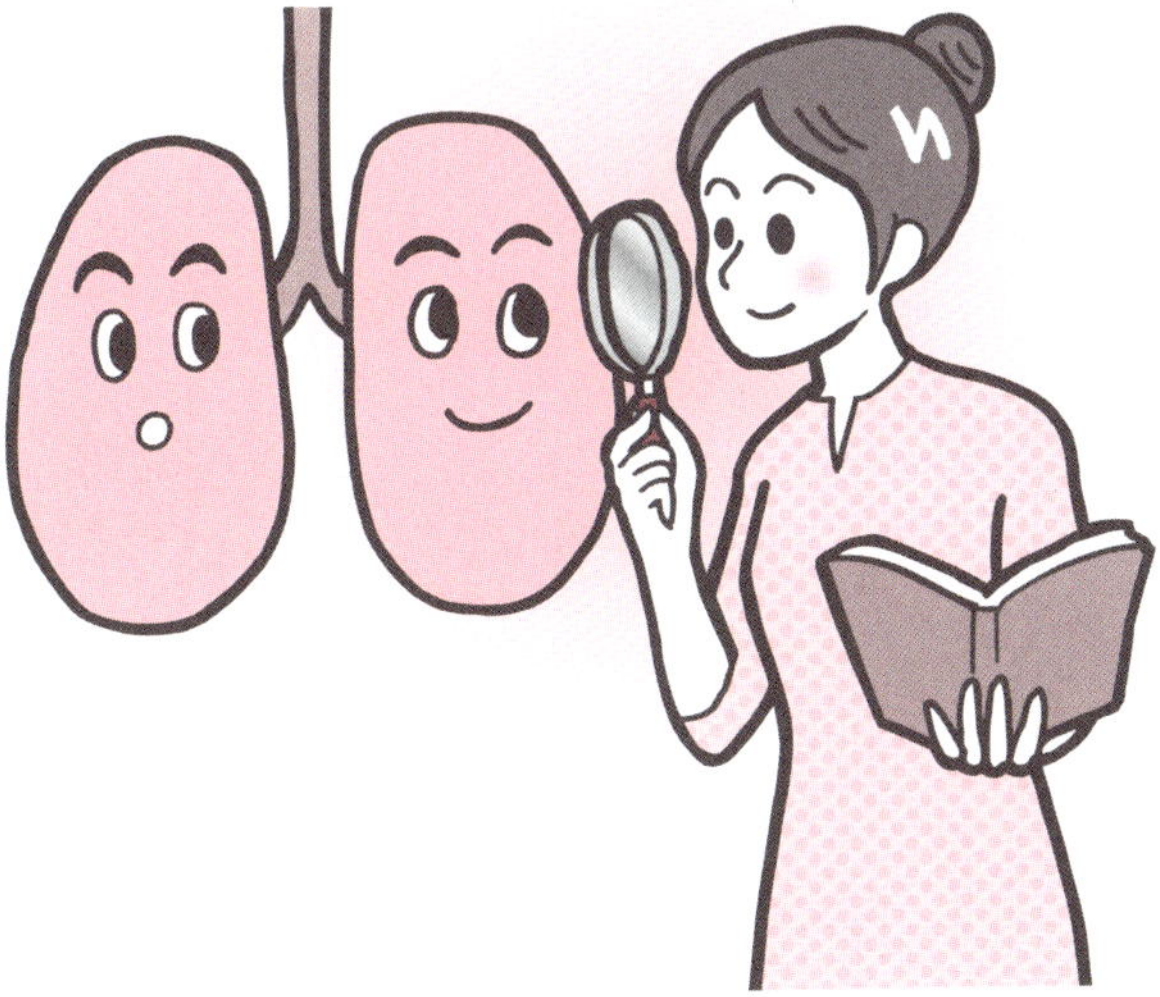

ほかの臓器や機能などに合併症がある人の治療

肺がんの治療は体に負担がかかります。肺の切除では手術後に呼吸機能が一般的に低下します。治療前には呼吸機能の確認を必ず行います。呼吸機能のチェックは、努力性肺活量と1秒率を測定して判定します。努力性肺活量とはできる限り息を吸い込んでから息を吐き出しきる量のこと。1秒率は努力性肺活量を測定するときの最初の1秒の量を努力性肺活量で割った値です。正常な肺活量と努力性肺活量の差はあまりありませんが、慢性閉塞性肺疾患があると、1秒率も正常な肺活量より努力性肺活量のほうが少なくなります。

呼吸機能のチェックの方法には動脈血ガス分析もあります。これは動脈血に含まれる酸素と炭酸ガスの濃度を測定するもの。これらの検査で呼吸機能がひどく低下しているときや、手術によって低下がひどくなると診断されたときは、手術以外の治療法が選択されることがあります。ただし手術の場合は通常の歩行ができる人であれば、ある一定期間のリハビリを行うことで肺活量のある程度の回復が期待でき、術前の生活に戻ることができます。

肺活量の正常値は、予測肺活量の80パーセントとされています。予測肺活量の求め方を知っておくと、問題があるかどうかが判断できるでしょう。

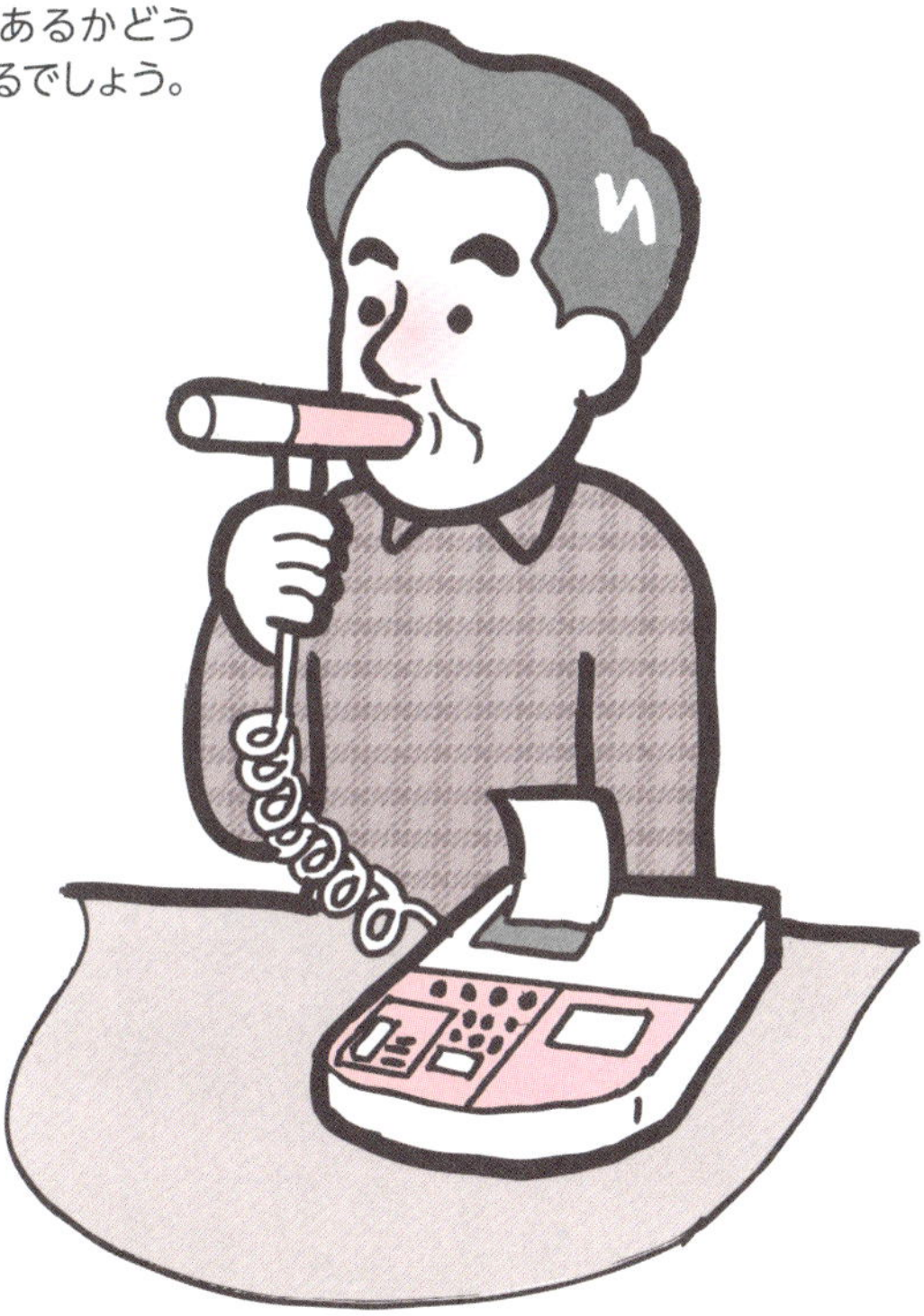

予測肺活量の求め方

男子=（27.63－0.112×年齢）×身長（㎝）

女子=（21.78－0.101×年齢）×身長（㎝）

肺活量は普通20歳が最高で、徐々に衰えます。

呼吸機能低下の原因、全身状態など治療方法の決定には、患者さんの総合的評価が必要となります。

心電図に異状や心疾患のある人などは、心機能を調べるために安静心電図や運動負荷心電図も治療に際し必要な場合があります。

心電図の結果、狭心症や心筋梗塞などの虚血性心疾患が疑われるときはよりくわしく検査をし、心機能に手術に耐えられないような異状がある場合は、手術以外の治療法が検討されます。

静脈血を用いる血液検査では、肝機能、腎機能、血糖値などを調べます。肝機能、腎機能の低下があるときは、手術や化学療法が制限されることがあります。

血糖値が高くて糖尿病がある場合は、手術前にインスリンで血糖をコントロールしますので、患者さんによって手術後の傷の治りが遅かったり入院が長引いたりすることがあります。

また、認知症の患者さんの場合、手術や抗がん剤の投与について理解してもらうのが困難なことがあります。その際は家族とよく話し合い、苦痛を和らげる治療に切り替え、手術や抗がん剤の投与など積極的な治療はしないことが多いようです。

一定期間のリハビリを行うことで、肺活量の回復はできます。

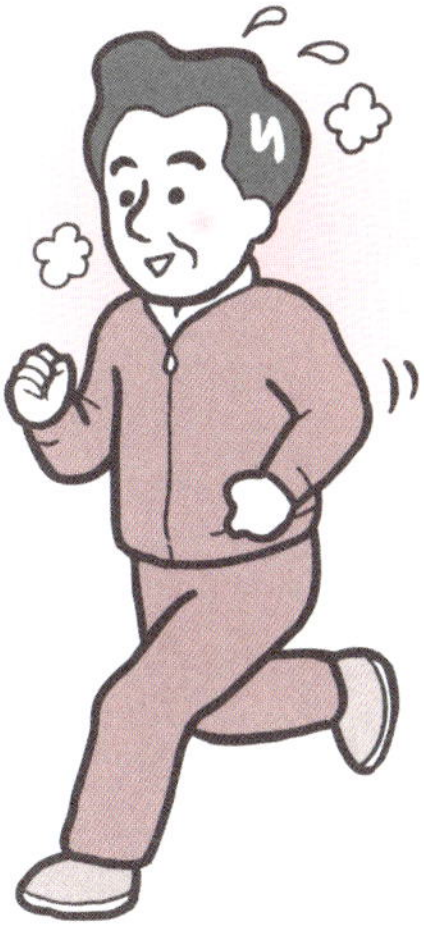

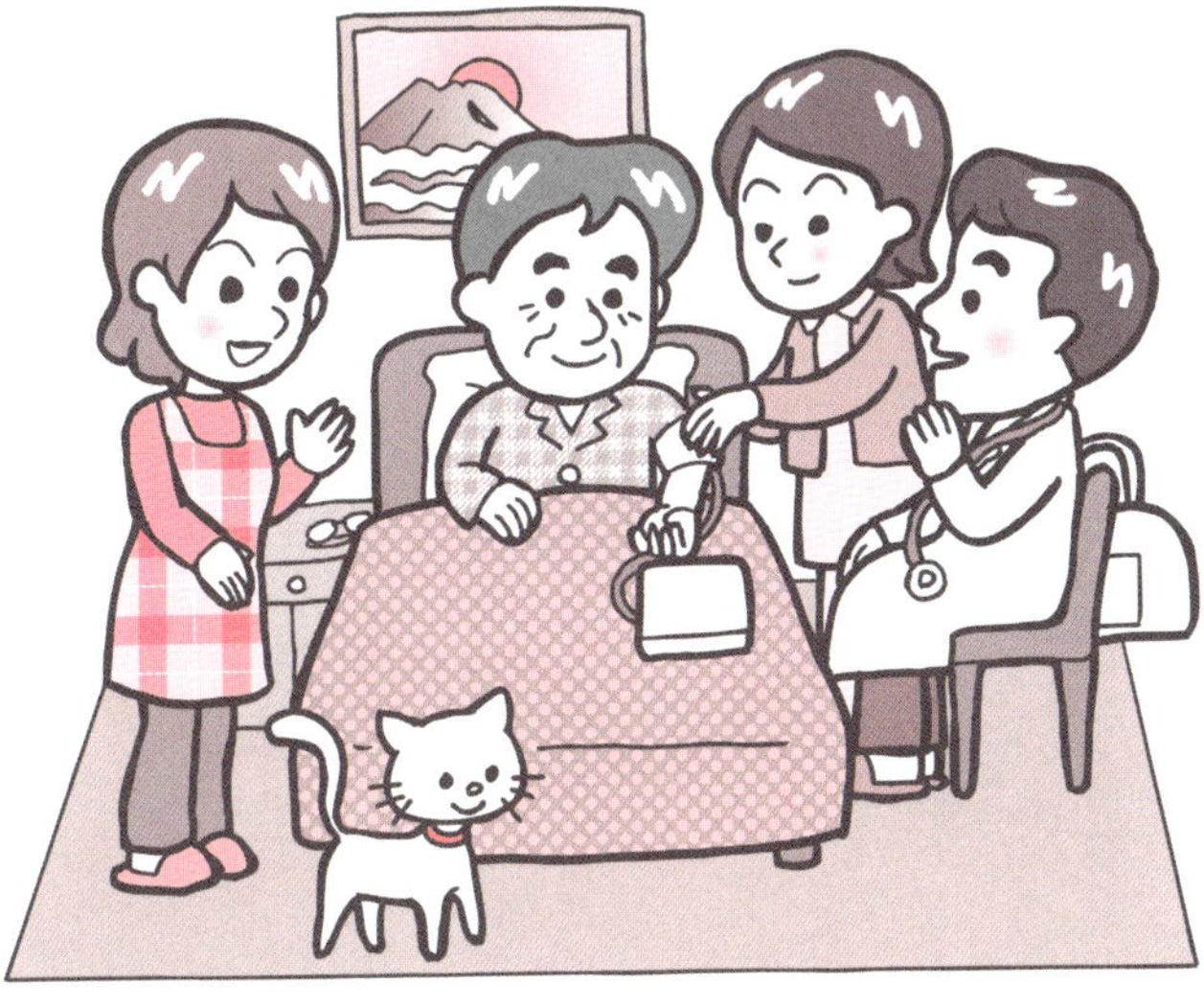

治療の方法はいろいろあるので、医師によく聞いて知識を得て、家族と話し合って決めていきましょう。

症状を和らげるため気道を広げる治療をする

肺がんが進行して大きくなると、主気管支や気管など太い気道が狭くなり、呼吸困難が起こることがあります。これは非常につらく、苦しむ人が多いので、改善のための治療が行われます。主にステント治療と焼灼《しょうしゃく》療法があります。

ステント治療とは、がんによって狭くなった気道にシリコンや金属でできたステントと呼ばれる筒状の器具を入れて留置する治療です。

シリコンは気道に張り出しているがんをレーザー光線などで前もって焼灼したり、バルーンという風船を膨らませたりして気道を広げてから硬性《こうせい》気管支鏡《きかんしきょう》を使って挿入します。硬性気管支鏡は柔軟性がなくて通常の気管支鏡よりもやや大きいので、全身麻酔下で行います。シリコンは柔軟性がないので、気道の曲がっているところには使いにくいものです。気管支が2つに分岐しているところは、Y字形のステントを使用します。

シリコンのよさは、気道を面でおおうため、再狭窄《さいきょうさく》が起こりにくいこと、入れ替えが可能なことなどがあります。金属のステントはみずから広がるので、焼灼が不要なときもあります。通常の軟性（フレキシブル）気管支鏡で入れることができ、その場合は局所麻酔ですむことが多いようです。しかし、多くの場合入れ替えはできません。

ステント治療

狭窄しているところにステントを留置します。

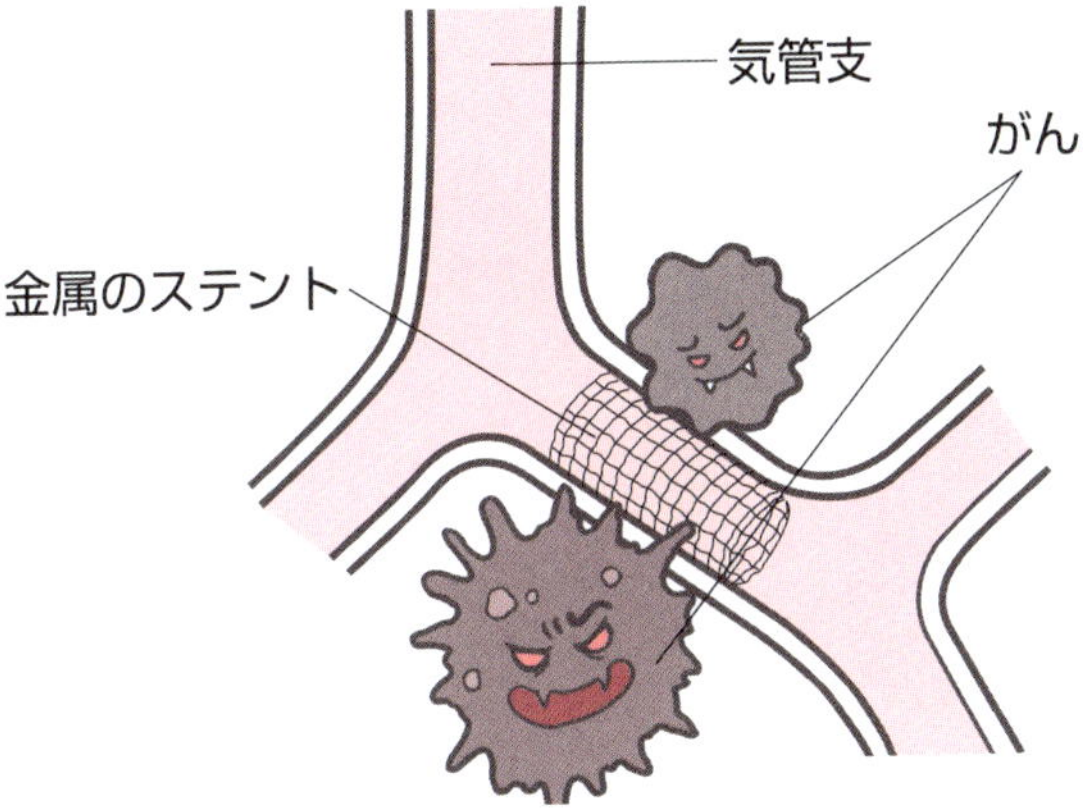

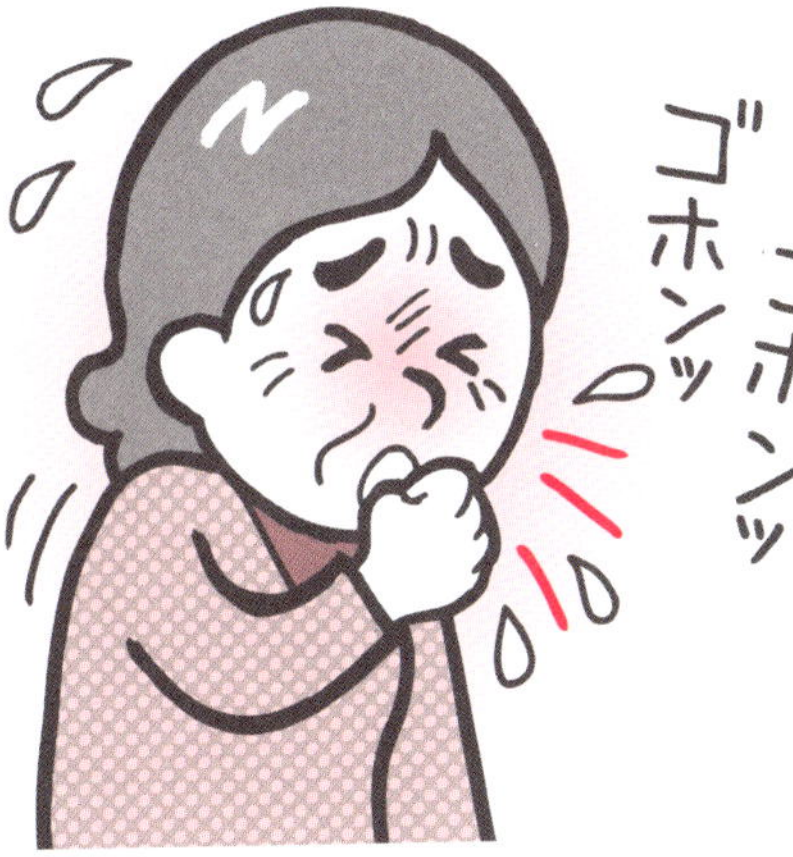

シリコンのステントは健康保険が適用されますが、金属は適用されることがありません。シリコンにも金属にも良し悪しがありますが、どちらにしてもステントを入れると痰《たん》が増えるため、痰を出す練習をすることが必要となります。また、定期的にチェックをしなければなりません。

太い気道に狭窄があるとき、すべての人にステント治療をするわけではありません。狭窄部分の奥にある末梢部にも狭窄がある場合、肺機能の低下が著しい場合、患者の体力がない場合などは、ステント治療を行わないこともあります。また、ステントを留置しても、抜けたり落ち込んだりしてしまうこともあります。

焼灼療法《しょうしゃくりょうほう》とは、レーザー光線などによって気道をふさぐがんを焼き飛ばす方法です。光線力学的療法（ＰＤＴ）で用いるのは低出力レーザーですが、焼灼療法の場合は主に高出力レーザーが用いられます。

レーザーを照射してがんを瞬間的に焼くのですが、高出力であるため気道に穴があいてしまう恐れがあり、これはあくまでも救命救急的な治療です。ただし、前述したようにＰＤＴも現在は気道閉塞に対する治療法のひとつとして保険適用になっていますので、状況に応じて使われることがあります。

肺がんが進行

↓

主気管支、気管などが狭くなる

↓

呼吸困難が起こる

↓

ステント治療と焼灼《しょうしゃく》療法

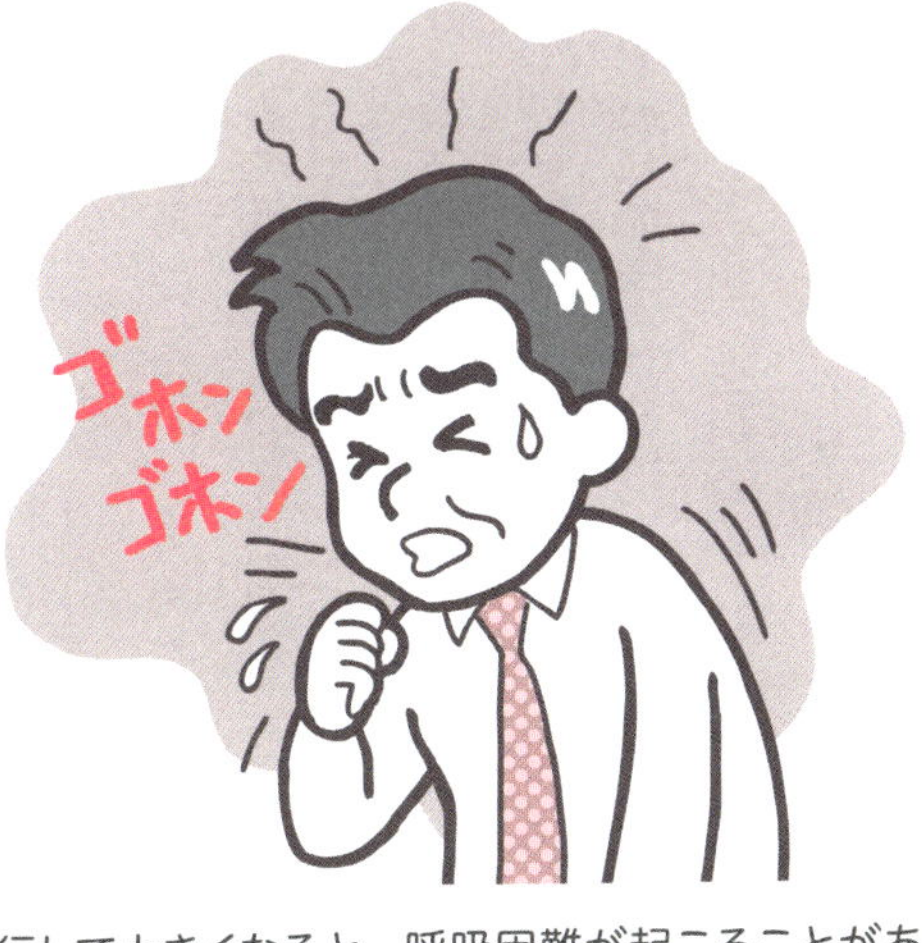

肺がんが進行して大きくなると、呼吸困難が起こることがあります。そうなると、とてもつらくて苦しむ人が多いので、改善のための治療が行われます。

緩和医療とは、がんの進行に伴って生じる症状を改善する方法

がん治療の早期から、手術や化学療法が行われるのと一緒に、苦痛を和らげ、生活の質を向上させる医療が施されます。がんの広がりや進行に伴い、呼吸困難、痛み、吐き気などのようなさまざまな症状が生じますが、そうした症状を我慢することなく、改善していくのが緩和医療です。ＷＨＯ（世界保健機関）が１９８９年に、緩和ケアをがんの進展に伴って行うべきである、と提唱しました。米国疼痛学会も２００７年に「緩和ケアは治療のスタートから行うべきであり、がん病変の治療も最後まで可能である」という考え方を示し、患者の死後家族のケアが必要であるとしています。緩和医療と聞くと、治療を放棄して痛みのコントロールをするだけだと考える人もいるようですがそんなことはなく実際、進行肺がんを対象とした臨床試験で早期の緩和ケアが延命につながったというデータが示されています。根治するのは難しくても、より質の高い延命を期待する緩和医療として、手術や化学療法、放射線療法などを行うこともあります。

緩和医療の考え方

WHOが提唱したがん医療の概念（1989年）

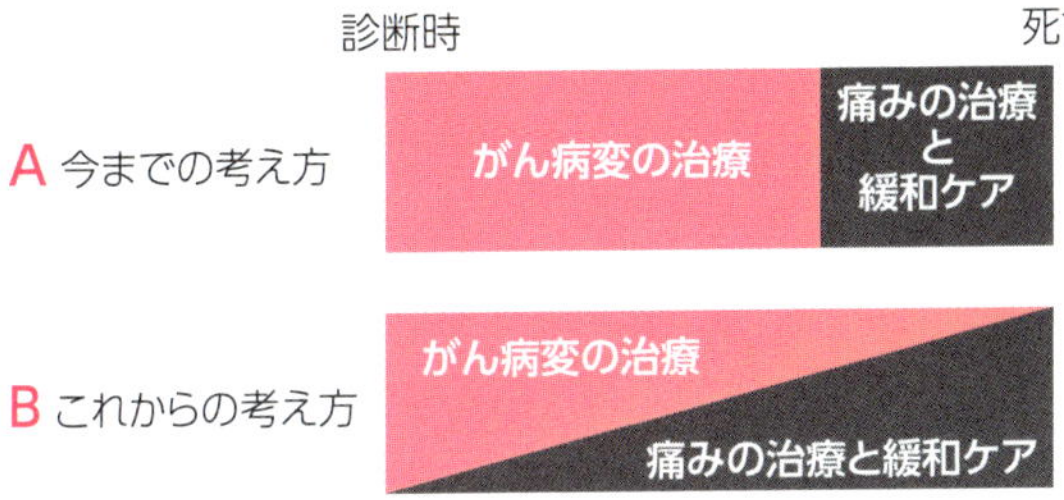

米国疼痛学会が提唱したがん医療の新しい考え方（2007年）

診断時
死亡
C 新しい考え方
がん病変の治療
痛みの治療と緩和ケア
遺族
のケア

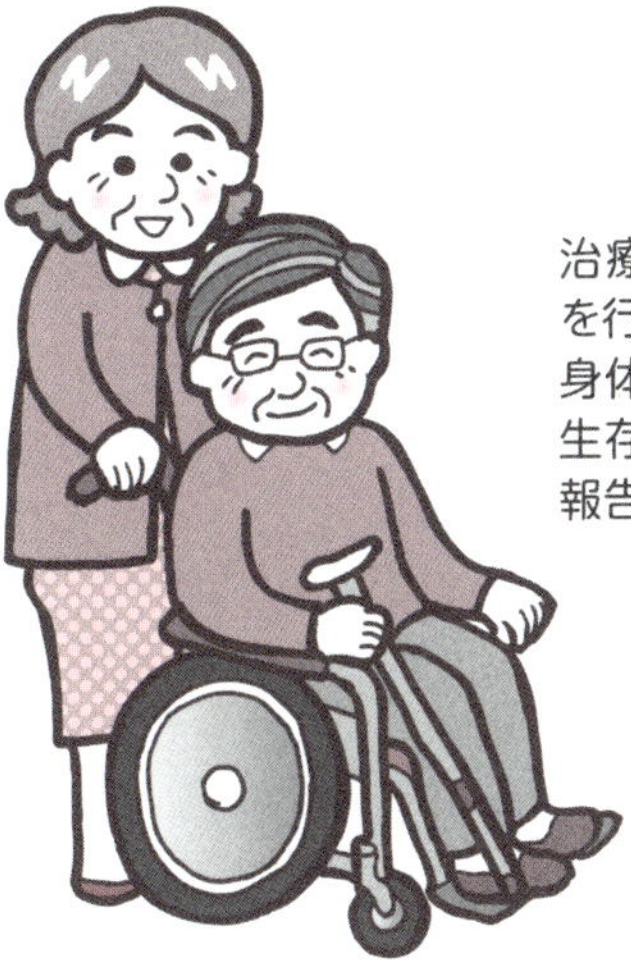

治療のスタートから緩和医療を行うと、生活の質が向上し、身体症状が改善します。また、生存期間も延びるという研究報告もあります。

コラム

4

入院するときの準備

肺がんの場合、手術を受けるだけなら入院は 10 日前後が多いようです。しかし、抗がん剤治療や放射線療法を受ける場合、ある程度の期間が必要になるなど、病状によって入院期間はさまざまです。仕事をしている人は主治医と治療内容などをよく相談してください。病状の具合によっては極力仕事を続けながら治療することも可能です。職場には病状を伝え、協力してもらえる態勢をつくっておくといいでしょう。

入院の費用は退院のときに支払いますし、長期入院の場合は支払日を看護師さんなどに教えてもらえるので、心配はいりません。しかし、売店で身の回りのものや新聞、雑誌などを購入することもあるので、小銭は必要です。最近の病院には、個々にテレビが用意されており、専用カードを購入して見ることができるようになっています。

入院するときの準備

- □ 書類の記入と捺印
- □ 健康保険証
- □ 老人医療受給者証
- □ 公的な助成を受けている場合、医療証
- □ 小銭（売店などで身の回りのものを買うため）
- □ 洗面用具
- □ 湯飲み
- □ 箸
- □ 着替え

第5章

肺がんの予防をしよう

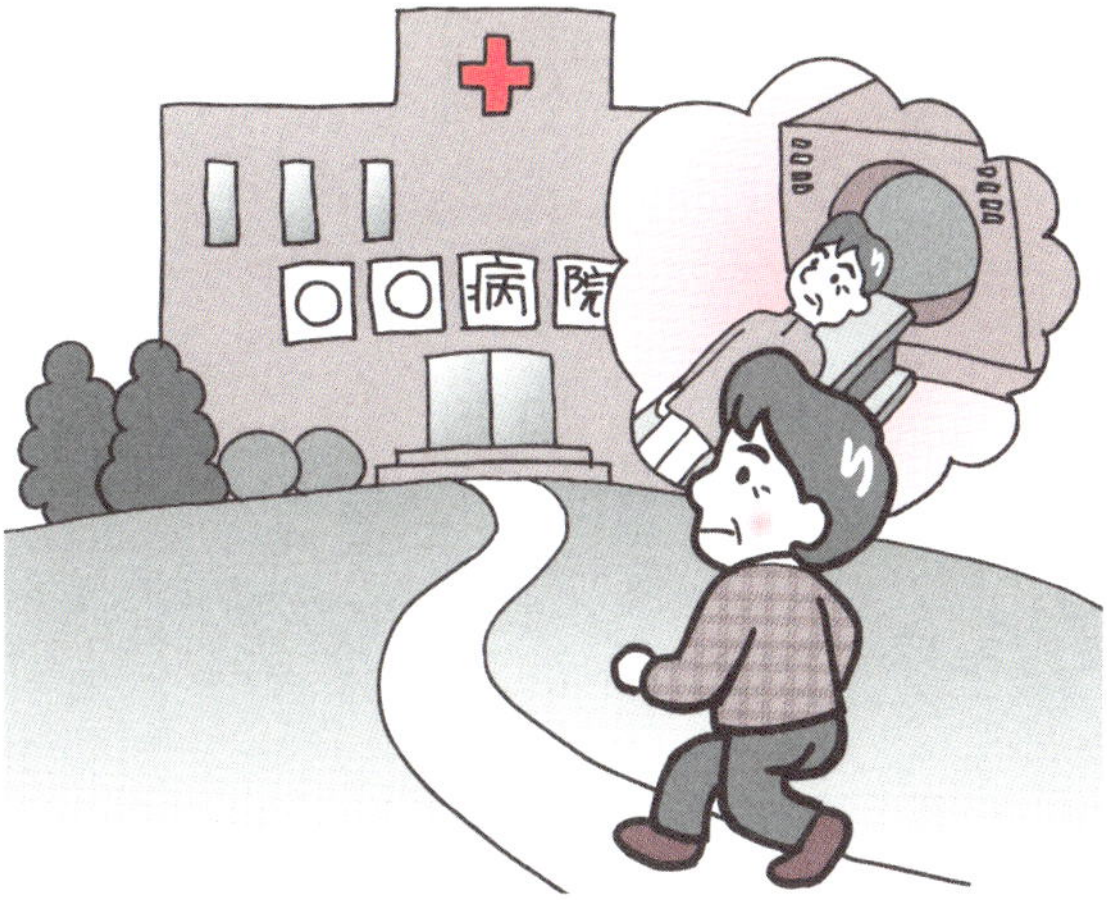

肺がんの予防をするには検診を受けることがいちばん

肺がんは死亡率が高いがんです。原因がはっきりわかっている病気は予防方法がわかりやすいのですが、がんは原因がわかりにくいものが多いので、できるだけ早く発見して治療を開始することが大切です。病気にならないようにするための方法を「一次予防」、早期発見、早期治療することを「二次予防」といいます。肺がんは、その原因の多くが喫煙です。副流煙にも相応の害があることが明らかになっているので、喫煙環境から距離を置くことが重要です。いっぽうで、アスベストなどに代表される環境因子が原因のこともあり、二次予防も重要となります。1年に1回のCT検査で肺がん死亡率が20パーセント減るという結果も示されています。被曝のリスクを理解した上で肺がんリスクに応じて検診を受けましょう。

肺がんに限らず、がんのほとんどはごく早期の段階では自覚症状がなく、自覚し始めたらかなり進行していると考えられます。ですから、自覚症状が出てから治療を開始したのではほとんどの場合、真の早期治療とはならないのです。そこで、早期にがんを発見するために「がん検診」が広く行われています。自治体では40歳以上の人を対象に老人保健法による健康診断として胸部単純写真撮影を行っています。

定期検診

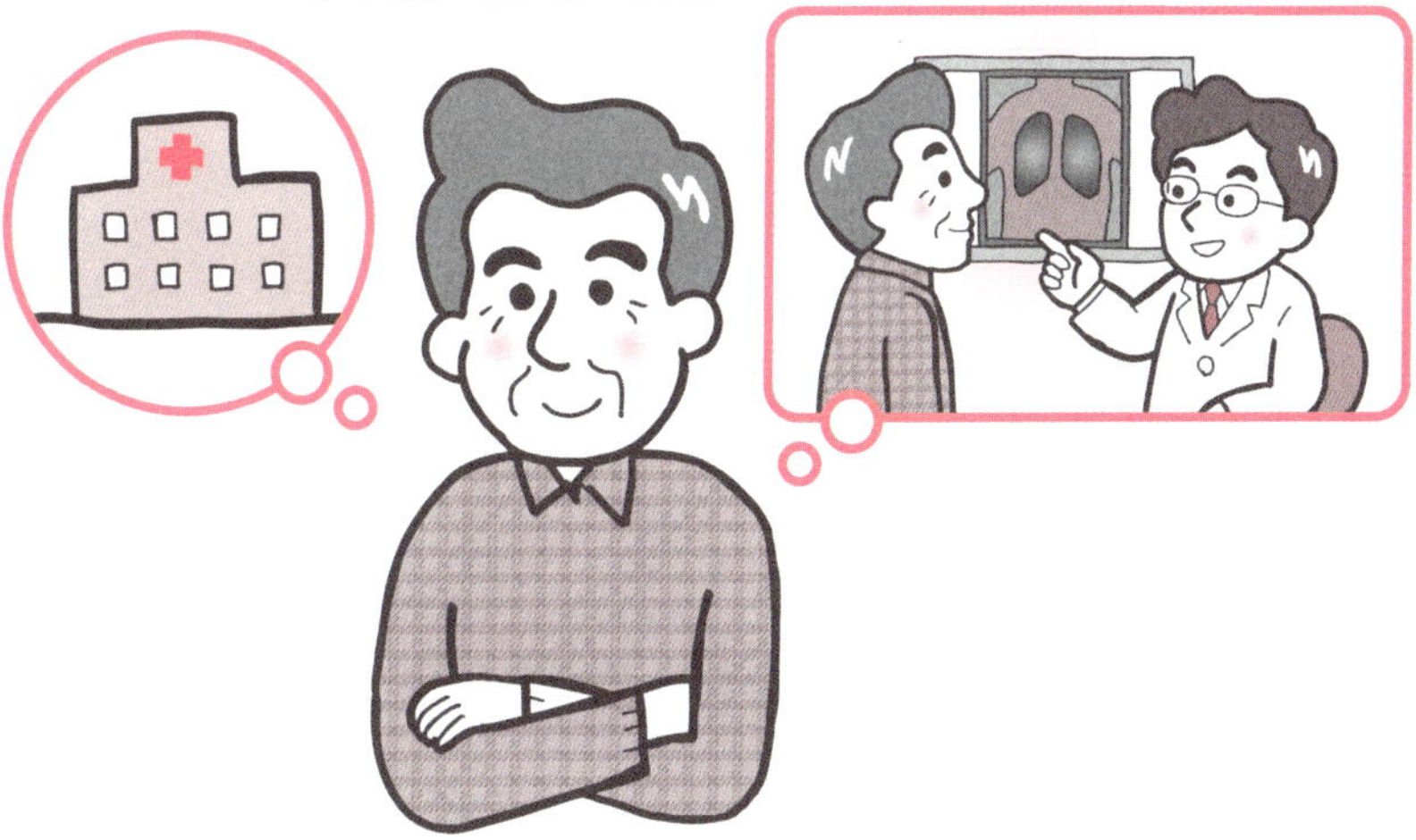

40歳以上の人の肺の検査は、胸部単純X線検査、50歳以上になると、ヘビースモーカーの人や血痰がある人の場合、喀痰《かくたん》細胞診を行います。喀痰細胞診は喫煙者に多い肺門型肺がんを発見するために行うものです。
親族に肺がんにかかった人がいる場合は、一般的な肺の検査だけでなく、呼吸器専門医を受診して必要な検査を受けることをおすすめします。

肺がんのリスクは喫煙で上昇する！1日でも早くタバコをやめて検診を

肺がんの原因のひとつが喫煙だと、何度もお話ししてきました。非喫煙者の肺はきれいですが、ヘビースモーカーの肺は真っ黒です。人によっては呼吸機能も低下して日常生活でも息苦しく感じるようになります。タバコの煙には、ニコチン、タール、ベンツピレン、一酸化炭素、窒素酸化物、アンモニアなどの有害物質が含まれます。肺がんだけでなく、咽頭《いんとう》がん、食道がん、膀胱《ぼうこう》がん、腎臓がんなどのがんはもちろん、心筋梗塞、狭心症といった心臓の病気や白内障などの多くの病気の原因のひとつが喫煙であるともいわれ、喫煙の害はほぼすべての臓器におよぶ、という説もあるのです。

喫煙者は非喫煙者に比べ、男性で4・5倍、女性で約3倍も肺がん発症のリスクが高いといわれています。また、喫煙はほとんどの発がんリスクになることも知られ、すべてのがんのリスクは1・65倍になると考えられます。ヘビースモーカーの人は禁煙するとともに、50歳以上であれば1年1回のCT検査を受けて肺がんの有無をチェックしましょう。

非喫煙者と喫煙者の比較・がんによる死亡の危険度（男性の場合）

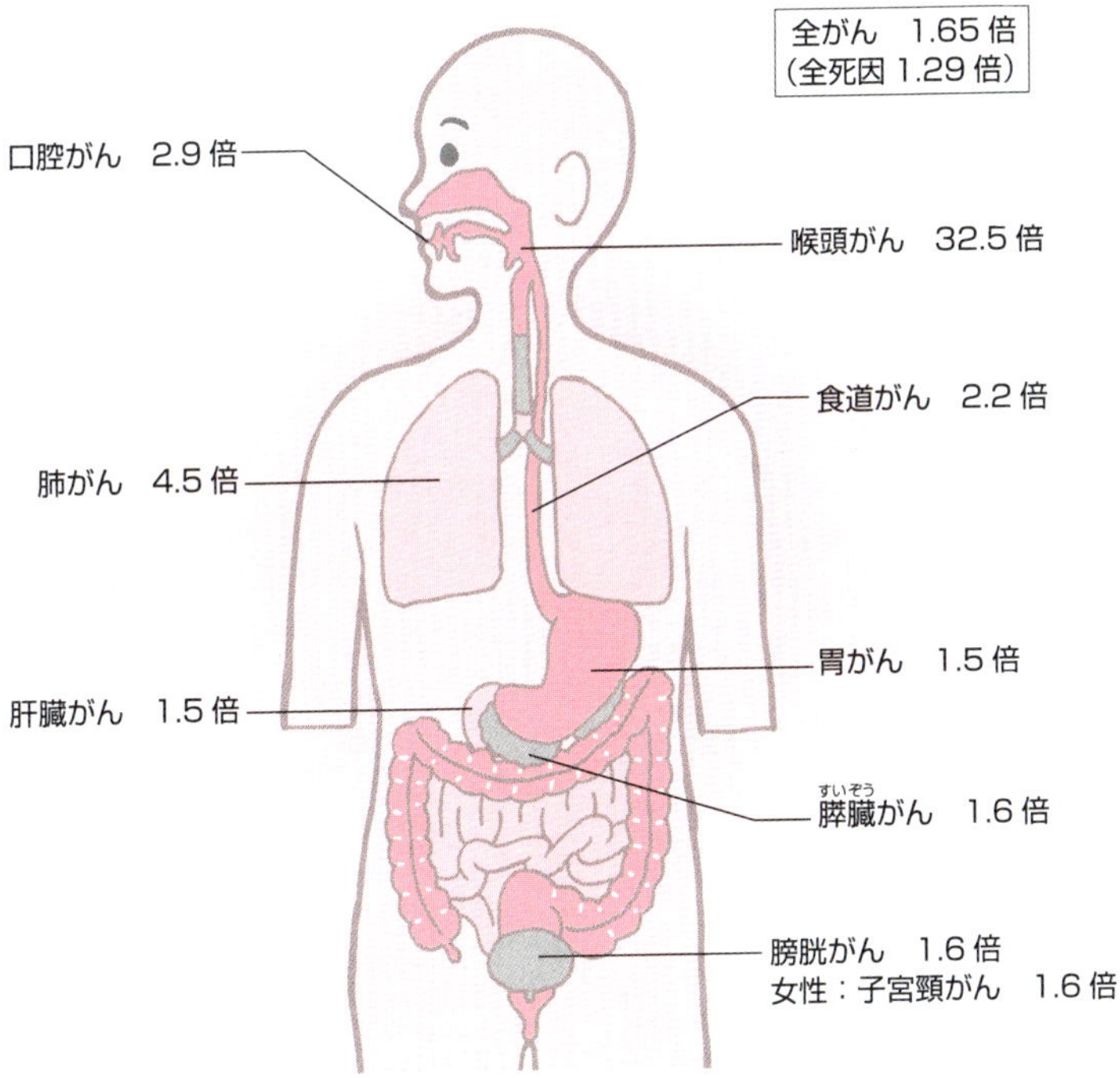

（平山雄「計画調査<1966～1982年>」）

禁煙すれば肺がんの発症リスクが大幅に減る！

タバコの煙が肺がんだけでなく、ほとんどのがんの発症リスクになることがわかっていただけたと思います。ですから、禁煙がもたらす効果は、どんな薬にもまさるといっても過言ではありません。タバコを吸っている人は、まず禁煙しましょう。タバコを吸わない人でも、周囲に吸っている人がいたら、禁煙をすすめたり、その煙を吸ってしまうこと（受動喫煙・P．138参照）を避けるため、分煙するように働きかけたりすることが大切です。しかし、分煙といっても完璧にタバコの煙を避けることは困難です。タバコを吸わない人は、できるだけタバコの煙を吸わない場所を選ぶことを心がけましょう。

65歳以上で禁煙したとしても、喫煙に関係する病気で死亡する危険は大きく減らすことができるといわれ、年齢に関係なく、禁煙することが望ましいのは明確です。がんの予防をはじめ、多くの疾患や生活習慣病といわれる、高血圧症、糖尿病、動脈硬化、心臓病、歯周病などの予防にも、禁煙が有効な手段であるといえるでしょう。

禁煙の効果

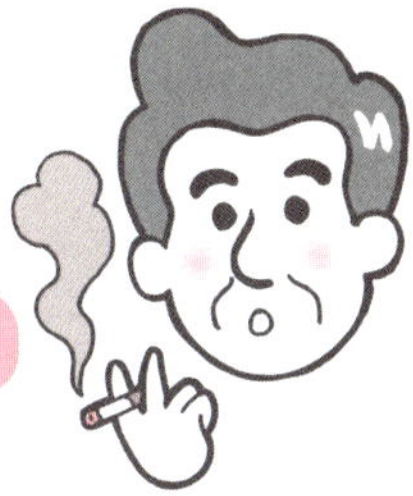

20分

血圧が正常になる

8時間

血液中の酸素濃度が正常になる

24時間

心筋梗塞のリスクが減る

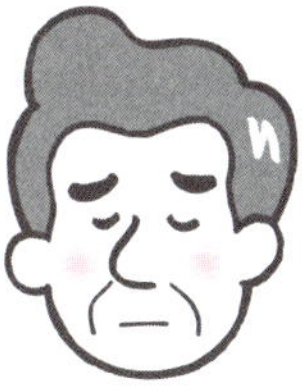

48時間

味覚、嗅覚が回復し始める

2週間〜3カ月

循環機能が改善する。歩行が楽になる

1〜9カ月

咳、疲労、息切れが改善する

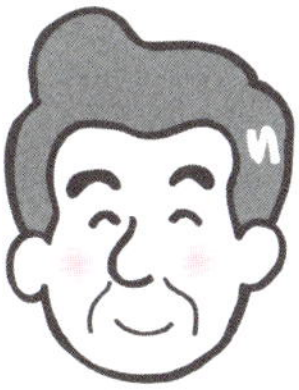

5年

肺がんのリスクが半分になる

10年

肺がんのリスクが非喫煙者と同程度になる

禁煙を続ければ続けるほど、肺がんのリスクは減っていきます。タバコはがんのもと、ともいえるので、喫煙している人は思い切ってタバコをやめましょう。

Tokyo Medical University

タバコの煙に発がん物質
副流煙の怖さを知ろう

タバコが原因で肺がんになる可能性があることはよくわかったと思います。怖いのは、本人がタバコを吸っていないのにもかかわらず、周囲が吸っている人の肺もタバコの害を受けるケースがあるということ。喫煙は自己責任だけでは済まされない問題で、まわりの人にも大きな影響をおよぼすことになるわけです。

タバコを吸っている人が吸い込む煙を「主流煙」、タバコの先から立ち上る煙のことを「副流煙」と呼びます。主流煙と副流煙では、その成分が大きく違い、副流煙のほうが有害です。直接吸うほうが有害物質が多いように感じますが、実は逆なのです。副流煙を吸ってしまうことを「受動喫煙（パッシブ・スモーキング）」といいます。受動喫煙を続けていると、非喫煙者に比べて肺がんの死亡率が1・19倍になると報告されています。肺がんだけでなく、狭心症や心筋梗塞など、ほかの病気の発症リスクも高くなるので、家族や身近な人が喫煙を続けている場合には、十分に注意する必要があるのです。

副流煙と病気の関係

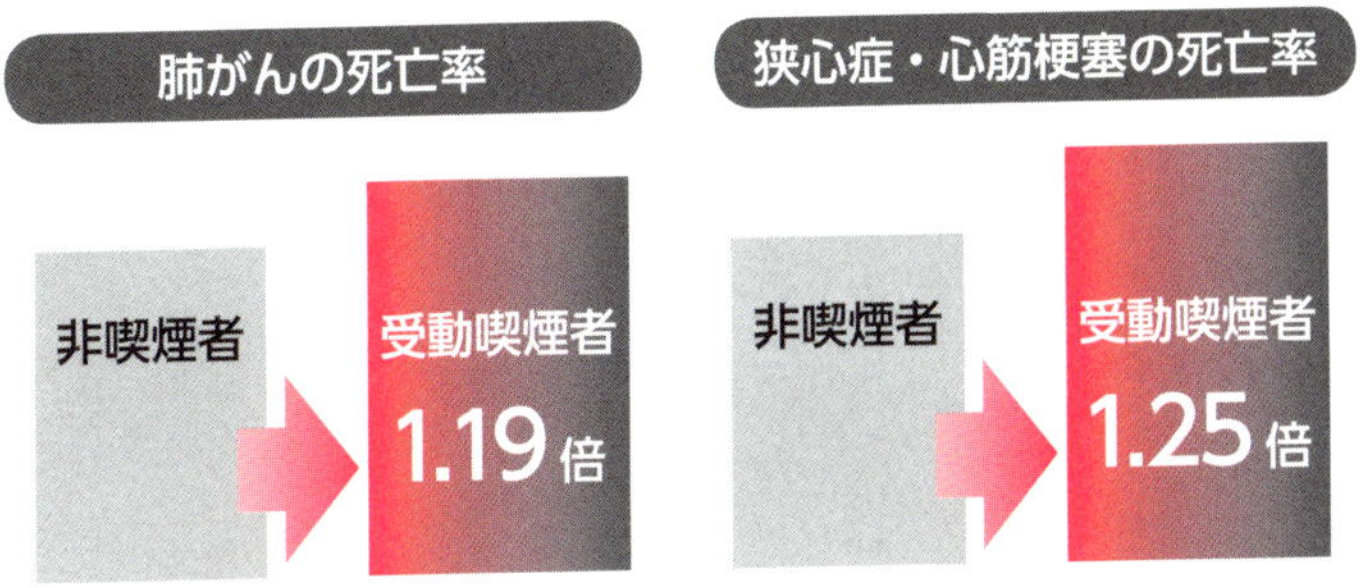

副流煙にも十分注意することが大切!!

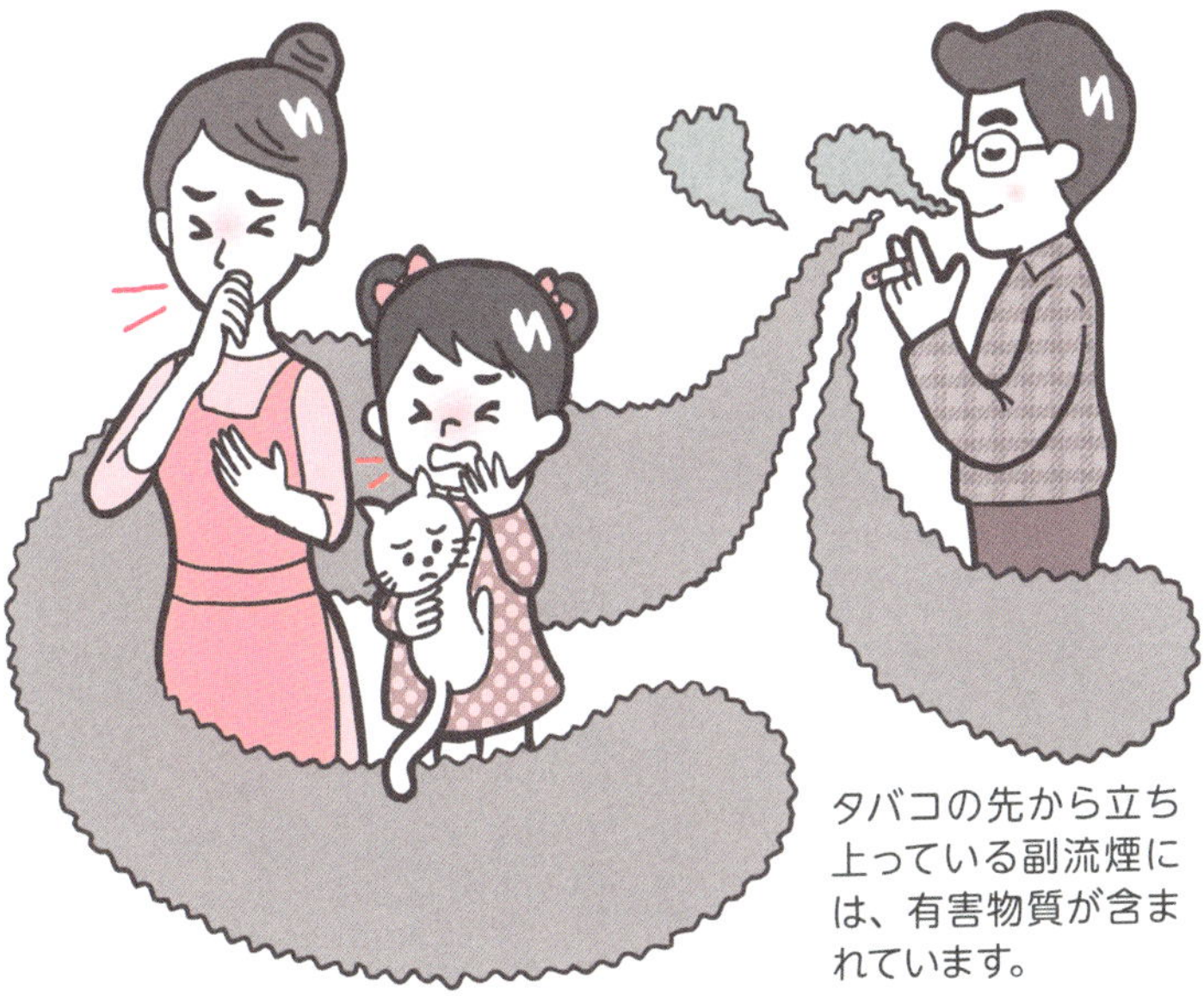

タバコの先から立ち上っている副流煙には、有害物質が含まれています。

肺がんを防ぐ、よい栄養素や悪い食べ物を知っておこう①

◆ビタミンCががん予防に！

タバコを吸うとビタミンCが壊れます。それは、タバコを吸うことによって体内に活性酸素が発生し、その処理をするためにビタミンCが大量に消費されるためです。活性酸素とは食べ物が酸素によって燃やされたときにできる燃えカスのようなもので遺伝子を酸化させる作用があるといわれ、活性酸素が増えると体が老化してしまい、がんなどの病気になりやすくなるというわけです。それを処理してくれるビタミンCを摂取するとがんが発症しにくくなるともいえるでしょう。ただし、ビタミンCだけを大量摂取しても余分なものは排泄されてしまいます。ですから、毎日バランスよく摂取することが重要です。

◆ビタミンEは若さを保つ

ビタミンEは抗酸化作用が高いといわれ、老化を防いで若さを保つ栄養素だといえます。がんの予防に大変向いていると考えられています。

ビタミンCを多く含む食品

緑黄色野菜
レモン
アセロラ
赤ピーマン
パセリ
モロヘイヤ
ブロッコリー
イチゴ
キウイフルーツ　など

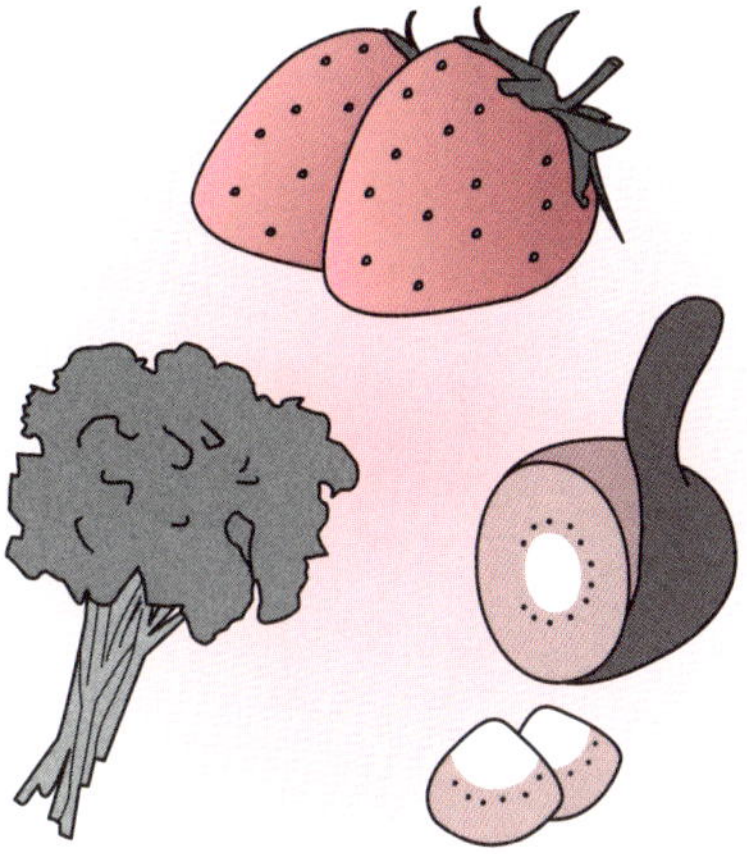

ビタミンEを多く含む食品

モロヘイヤ
赤ピーマン
大根の葉
シソ
すじこ
いくら
たらこ
明太子
うなぎ　など

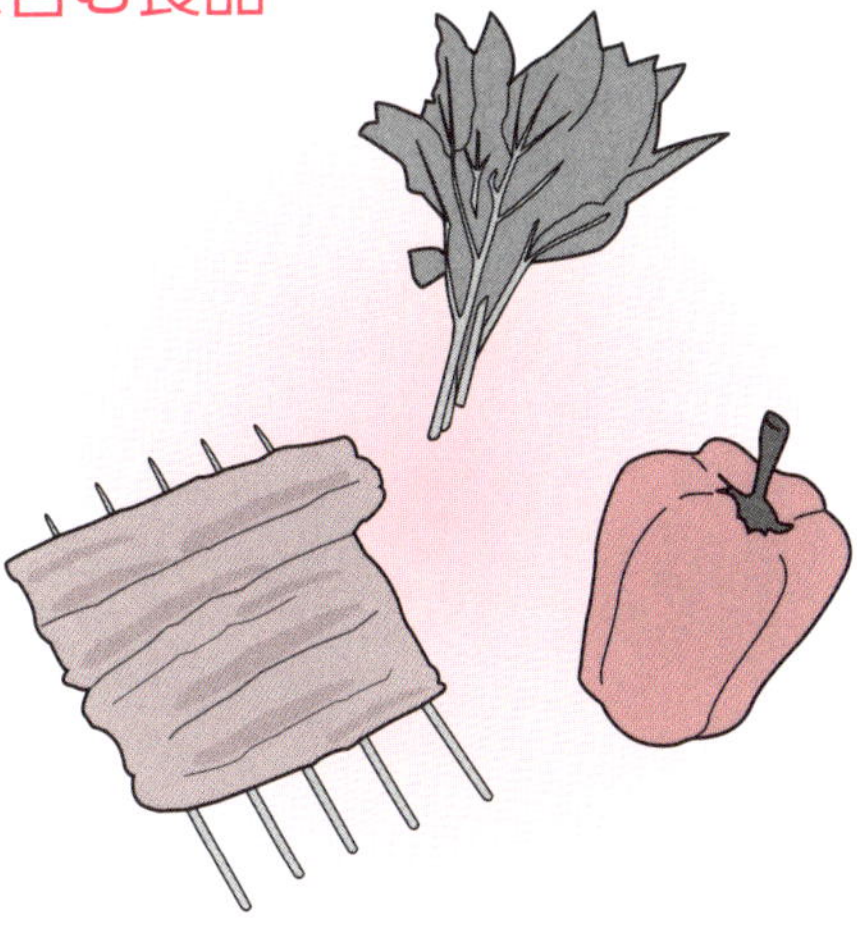

肺がんを防ぐ、よい栄養素や悪い食べ物を知っておこう②

◆フィトエストロゲンが有効

女性ホルモンと似ている作用があるといわれるフィトエストロゲン。これは、体にたまっている毒素を排出して免疫力を高めるといわれています。

◆塩分や添加物は悪影響

どんな病気にも、塩分の多い食品や添加物はよくありません。特に、市販の漬物やハム、ソーセージなどは塩分が大量に含まれているので注意が必要です。

◆ベータカロチンの摂取に注意

ビタミンC、ビタミンEと並んで抗酸化作用があるのがベータカロチンですが、喫煙者には向かない栄養素です。ベータカロチンを喫煙者が摂取すると肺がんを誘発することがわかったので、摂りすぎには注意しましょう。また、高脂肪食を多く摂取する人に肺がんが多いというデータもあります。脂肪に偏った食生活は見直しをしましょう。

フィトエストロゲンを多く含む食品

大豆
豆乳
納豆
味噌
しょうゆ
きなこ
煮豆
油揚げ　など

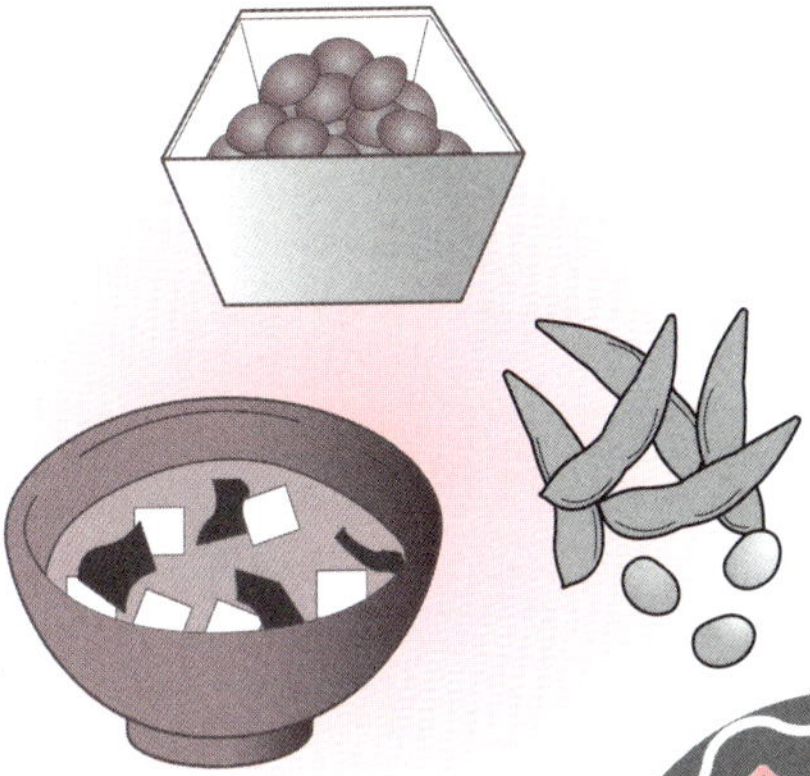

食べ方のポイント
▼
バランスよく食べる!
偏食をしない!

ベータカロチンを多く含む食品

ニンジン
サツマイモ
カボチャ
ホウレン草
パパイア
マンゴー
桃　など

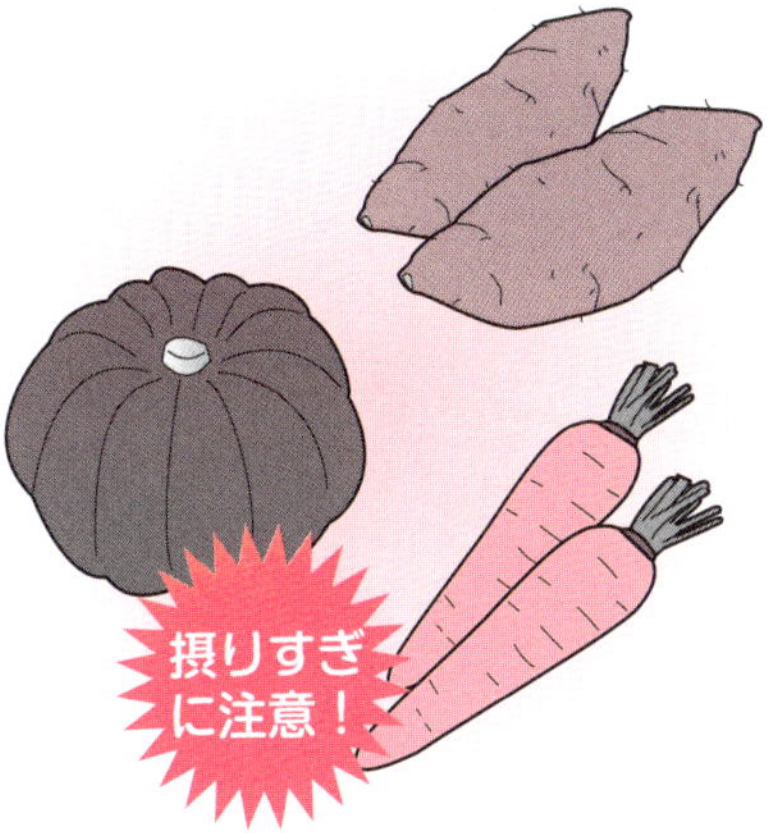

コラム

5

がんを防ぐための坪井流 15カ条

① タバコを吸わない

② 人が吸っているタバコの煙をできるだけ避ける

③ 飲酒はほどほどにする

④ バランスのとれた食生活を心がける

⑤ 塩辛い食品は控えめにする

⑥ 野菜、果物をバランスよく豊富に摂る

⑦ 適度な運動を習慣にする

⑧ 適切な体重を維持する

⑨ ウイルスや細菌の感染を予防する

⑩ ウイルスや細菌に感染したらすぐに治療する

⑪ 定期的ながん検診を受ける

⑫ 体の異状に気付いたらすぐに受診する

⑬ 正しいがんの情報を得る

⑭ がんについて知識を得る

⑮ 体の異変に敏感になる

第6章

肺がんが再発・転移したら どう対処していくか

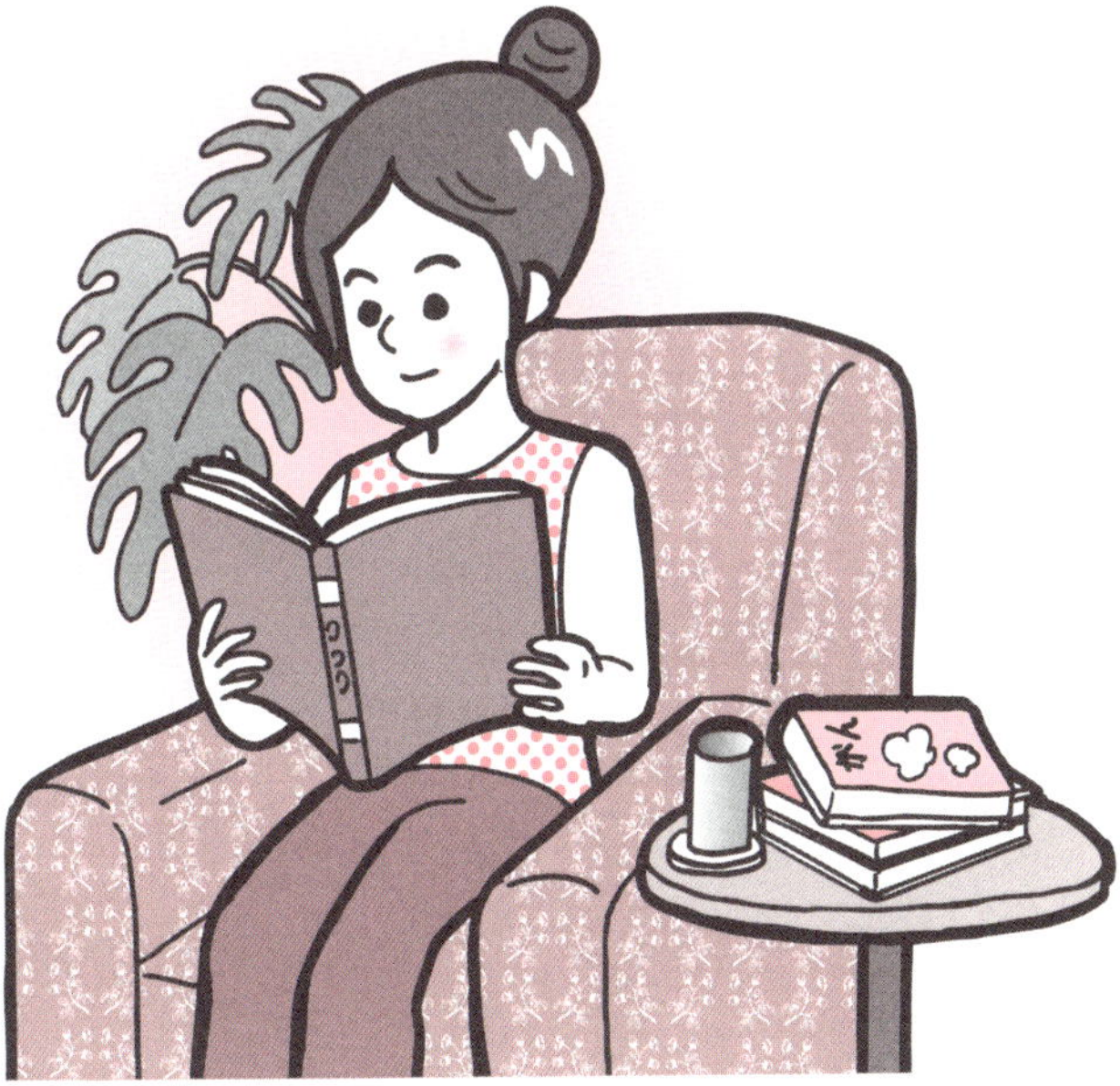

肺がんは進行が速くて浸潤《しんじゅん》や転移が起こる可能性が高い

がん細胞は、本来の組織から別の組織に入り込み、その場所で増殖します。P.20でも説明しましたが、そうやって周囲の組織に入り込んで増殖するのが「浸潤」、がん細胞がリンパや血液の流れに乗って発生したところから別の場所に流れ着き、そこで増殖するのが「転移」です。がんが怖いのは転移の可能性があることと、どこに転移するかが予測できないことです。肺にはたくさんのリンパ節と血管のネットワークが張り巡らされているので、がん細胞がリンパや血液の中に簡単に入り込みやすいと考えられ、肺がんが転移しやすいのはそうしたことが関係しています。がんは全身のどこにでも発生する可能性がありますが、肺がんの転移が起こりやすいのは、リンパ節、肝臓、脳、骨、副腎、皮膚などです。多くの場合、転移しても早期に症状がなく画像検査でとらえられるのも一定の大きさになってからです。人によりますが、腫瘍マーカーが増えてきたときに転移が疑われることがあります。治療したあとも定期的なチェックが必要です。

肺がんの転移しやすいところ

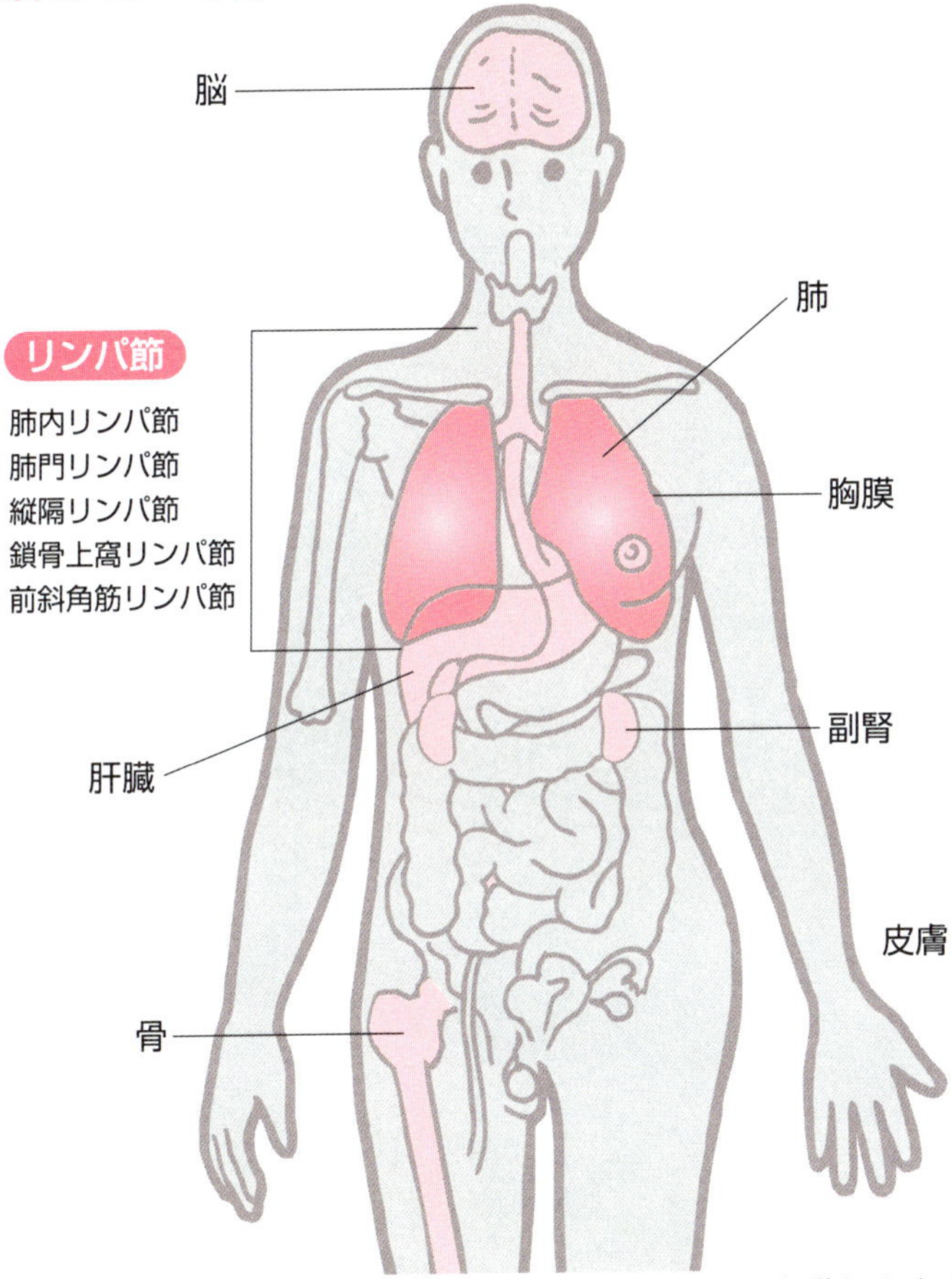

リンパ節では肺の中にある肺内リンパ節に早いうちから転移しやすく、次に肺門リンパ節、縦隔リンパ節、鎖骨の上にある鎖骨上窩リンパ節、さらにその上にある前斜角筋リンパ節などへ転移します。胸膜は肺に接しているので浸潤しやすいところです。小細胞肺がんは骨髄にも転移しやすいことがわかっています。

肺がんの再発は初期に自覚症状が乏しいためしっかりと診断を受けることが大事

肺がんはがんの中でも再発しやすいがんだといわれています。手術や放射線治療が成功した、といわれてホッとしたのもつかの間、「再発」を告げられるのは本人にも家族にとっても大変ショックなことでしょう。

再発とは、治療によって病巣が取り除かれたのに、時間をおいて病巣が再び現れてしまうことをいいます。ですから、再発したがんは、治療したがんと組織型が基本的に同一のもので、場所は初めのがんと同じ場合もありますし、離れた場所にある臓器にできるケース、すなわち転移もあります。転移のほうが多いともいわれています。

再発と混同しやすいのは「二次がん」です。二次がんとは、治療したがんは完治していますが、別の新しいがんができること。肺の中では再発と二次がんは区別がしにくいことが多いのですが、CT診断の進歩で肺がんは一次がん、多発がんが多々見つかっています。また、病期I期で手術された肺がんの約20パーセントに先行するがんの既往《きおう》があるといわれています。この場合は肺がんが「二次がん」です。対応が違うのでしっかりと診断を受けることが大切です。

再発と二次がんは区別がしにくいので、検査を受けてしっかりと判断してもらい、適切な治療を受けましょう。

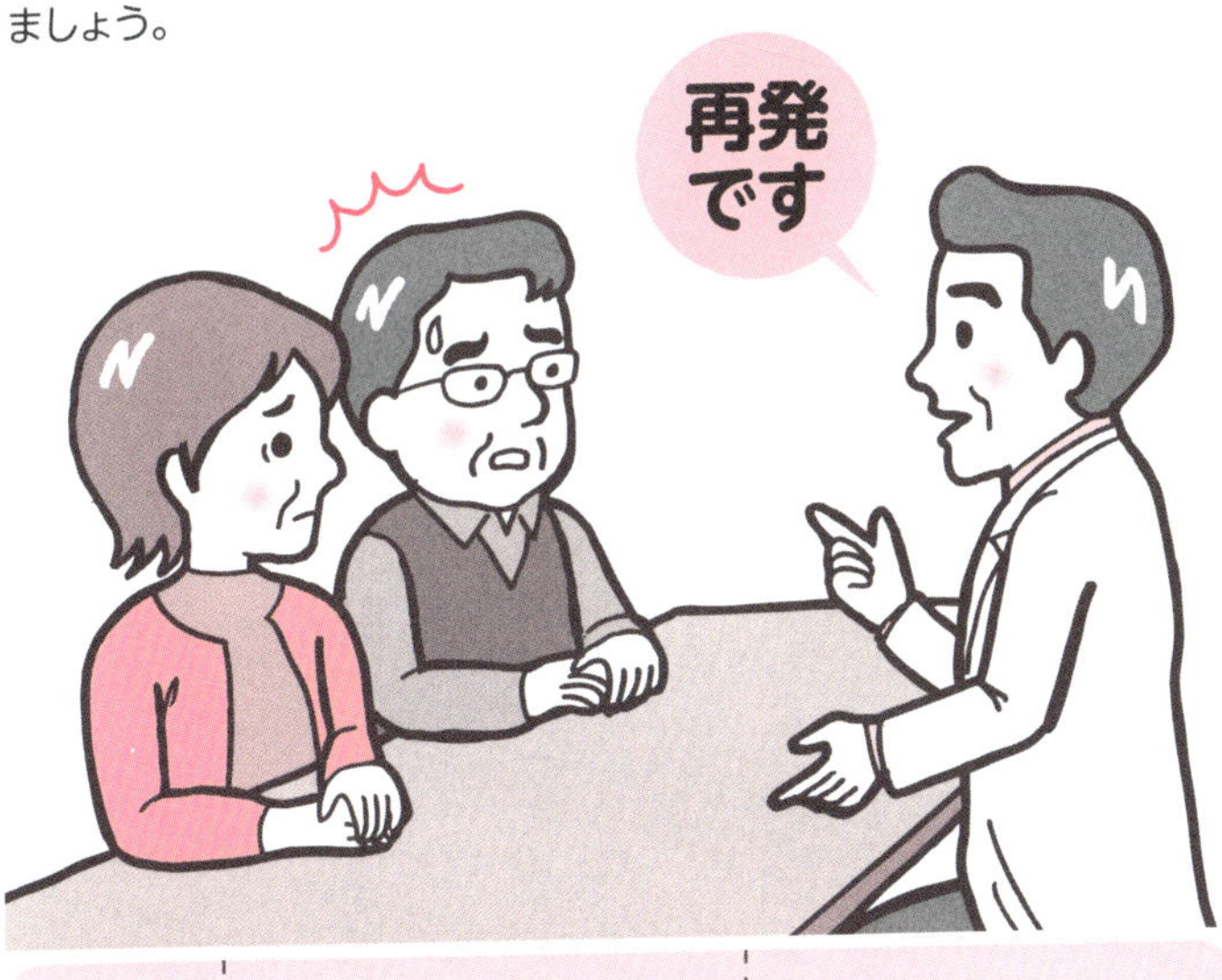

再発のがん	最初のがんと組織が同じ	離れた臓器にもできる
二次がん	最初のがんと組織が違う	同じ臓器にできる

再発はほとんど5年以内なので
フォローアップ期間は原則5年と設定

肺がんの再発が起こるとすると、ほとんどが手術後の5年以内です。まれに5年以降に再発するケースもあります。前述しましたが、再発のときでも自覚症状はないので検診を怠らないようにしましょう。再発では、肺以外のほかの臓器に病巣が見つかることもあります。肺から遠い臓器にできたがんが最初の肺がんと同じ組織だということもあるのです。肺がんの場合は、遠い臓器にできる「遠隔転移」が圧倒的に多く、再発全体の約8割が遠い場所の臓器に起こっています。再発したかどうか調べたいときは、肺や肝臓などの転移は自覚症状よりも定期検診で検査をしてみることがいちばんです。ただし、脳や骨については痛み、めまいなどの違和感があった際に検査をするのが一般的です。

きわめて小さい遠隔転移病巣を「微小転移《びしょうてんい》」と呼びます。見た目には手術で完全に取り切れたと思われていても、極早期の人を除くと、I期の人で10パーセント前後に微小転移があるといわれています。この転移を抑え込む治療として抗がん剤での術後補助化学療法があります。ただし、病期によってはリスク(副作用)、ベネフィット(期待される効果)が異なります。臨床試験で一定の効果は示されていますが、治療を受ける際には主治医の先生とよく相談してください。

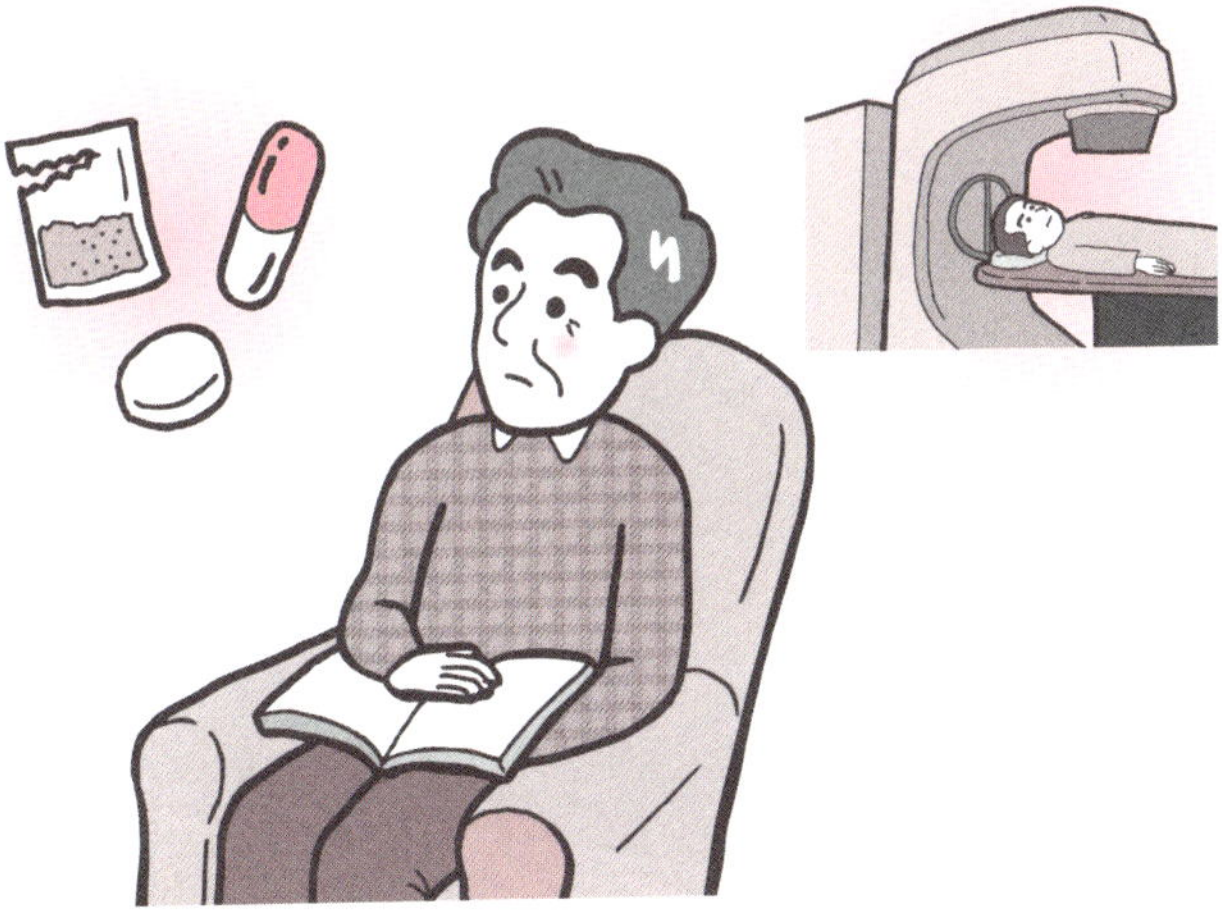

局所再発	最初にできたがんの原発巣とその周辺での再発	例： 原発巣の近くの縦隔リンパ節にできたがん
遠隔転移	原発巣とは離れた臓器にできたがん	例： 肺から脳に転移したがん

肺の症状より転移した臓器の症状から肺がんが見つかることもある

肺がんは病巣が小さいうちからリンパ節、脳、骨、肝臓、副腎などに転移しやすいので、肺に症状が出る前にほかの臓器に症状が出て、そこから肺がんが発見されることもあります。

◆リンパ節へ転移したときの症状

肺門部のリンパ節に転移→咳
気管前のリンパ節に転移→上大静脈症候群
左側の気管気管支リンパ節に転移→声のかすれ

◆骨に転移したときの症状

各転移場所→疼痛《とうつう》や骨折

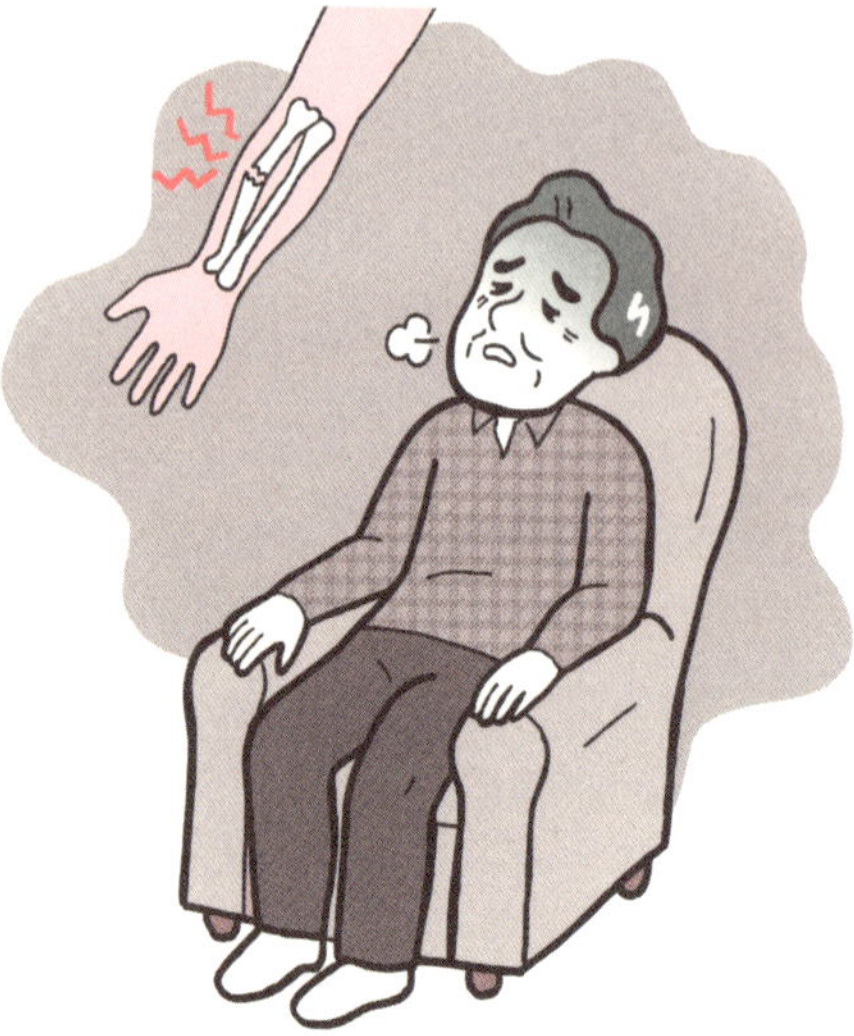

◆脳に転移したときの症状

脳がむくむ（頭蓋内圧《ずがいないあつ》が高くなる）→頭痛や吐き気

運動中枢に転移→手足の麻痺《まひ》

小脳に転移→平衡感覚が保てない

◆肝臓に転移したときの症状

全身がだるくなる

胆管《たんかん》が閉塞される→黄疸《おうだん》が出る

◆副腎《ふくじん》に転移したときの症状

副腎皮質ホルモンが過剰に分泌→顔が丸くなる、脂肪がたまって太る、血圧が上昇する→これらをクッシング症候群と呼ぶ

副腎の両側に転移し、副腎皮質ホルモンが急減に不足→悪心、嘔吐、低血圧、ショック症状　これらを副腎不全（副腎クリーゼ）と呼ぶ

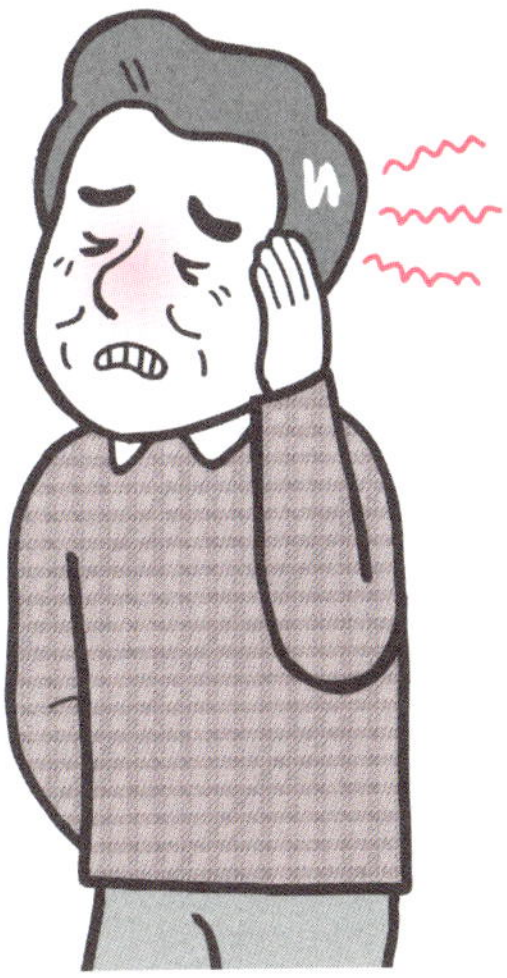

がんが脳に転移すると、むくみによって頭蓋内圧が高くなり、頭痛や吐き気が起こります。手足が麻痺《まひ》したり平衡感覚が保てなくなってフラフラしたりする場合もあります。

全身を巡ってきた血液が肺に運ばれほかの臓器のがんが転移する

肺に発生した肺がんが、ほかの臓器に転移したかを見極めるのはとても大切なことです。その反対に、ほかの場所にできたがんが肺に転移したときにも、しっかりと検査をしてその組織を確認する必要があります。

ほかの場所に発生して肺に転移してきたがんのことを「転移性肺がん」と呼びます。肺には血管やリンパ節がたくさん集まっているため、肺がんが血液やリンパの流れにそって、ほかの臓器に転移しやすいということがあり、ほかの臓器にできたがんもその流れで肺に転移しやすいということになります。全身を巡ってきた血液が、炭酸ガス交換をするために肺に運ばれてくるため、血中にがん細胞がまぎれていると肺に流れ込みやすいことは当然だといえるでしょう。

原発性肺がんは多発肺がんを除くと、一般的には1カ所に発生します。転移性肺がんは同時期に2カ所以上にできることもあります。原発性肺がんと転移性肺がんでは、治療内容が異なります。転移の場合には、もとの臓器（原発巣）に応じて治療方針が決まりますので、病状をよく理解して治療を受けることをおすすめします。

肺に転移しやすいがん

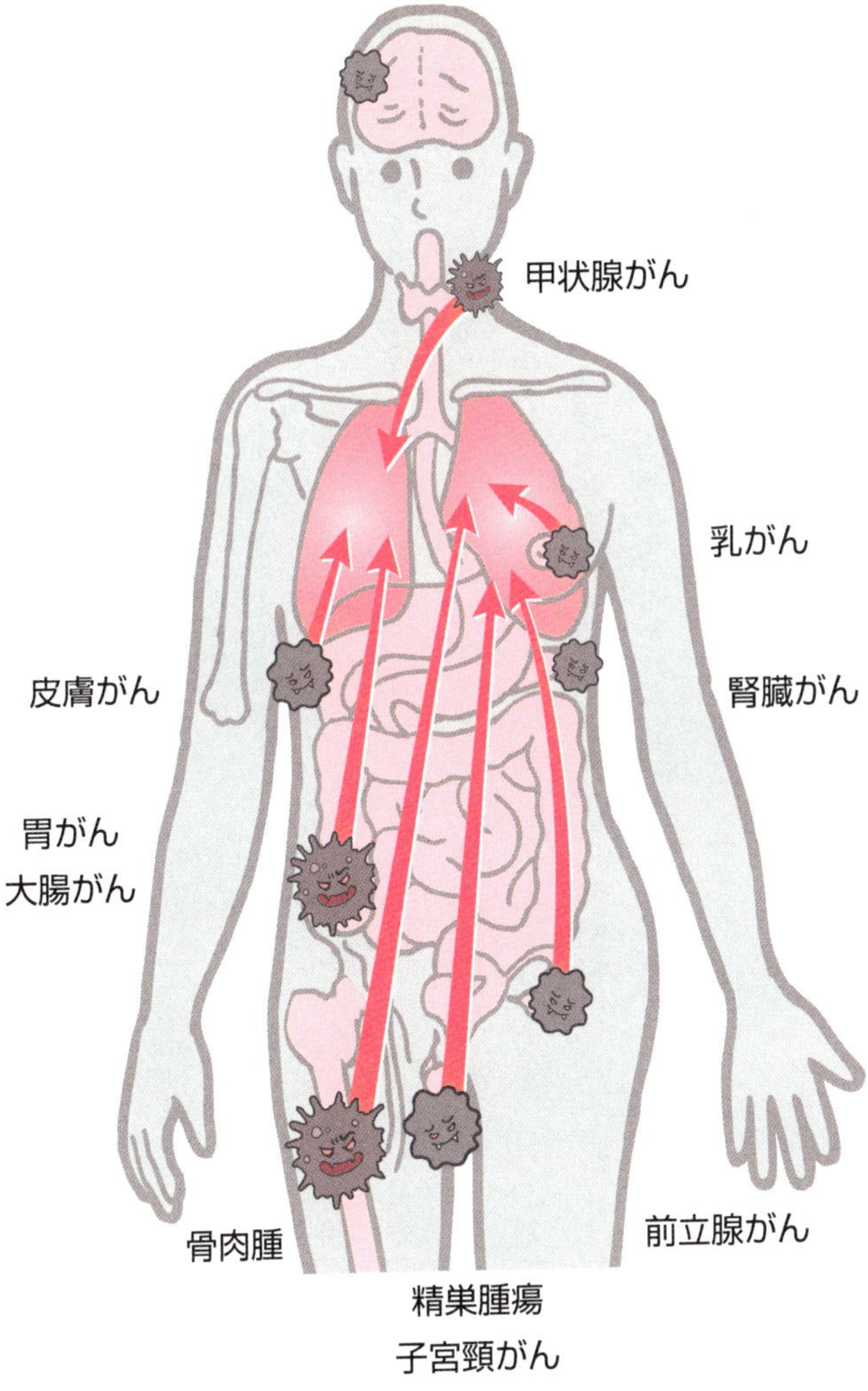

肺がんがほかの臓器に転移したときの治療法について知ろう

　肺がんが転移しやすいがんだということは前述しました。肺がんがほかの臓器に転移したとき、根治するのが難しくなります。そうした場合、化学療法、放射線療法などで症状を軽減させる方法をとることが多いでしょう。肺がんが転移したということは、がん細胞が血液やリンパの流れの中に入り込んだということになります。その場合、原発巣と転移したところを見た目じょう取り切ったとしても血管やリンパに残ったがん細胞がほかの場所に早い段階で、増殖する可能性が高いので、根治のための切除はせずに抗がん剤による全身療法や放射線療法を中心に行っていきます。

◆脳に転移した場合の治療

　脳に転移したときは、がんが大きくなるのに伴って脳にむくみが生じたり、周囲を圧迫したりすることがあります。脳、脊髄《せきずい》、中枢神経系の組織液と、脳へ行く血液との間に血液脳関門という物質交換を制限する仕組みがあり、細胞毒の抗がん剤の多くはこの関門を通り抜けられません。ですから、脳への転移では従来の化学療法はあまり効かないといわれます。いっぽうでエルロチニブに代表されるEGFR阻害などの分子標的治療薬は脳転移が縮小消失する症例があります。一般的には放射線療法とステロイド薬、あるいはベバシズマブの投与で多くの症状が軽くなります。

脳に転移した場合の放射線療法は、がんの数によって治療法が変わります。一般的にはがんが4個以下程度の場合、ガンマナイフやイバーナイフといった定位放射線治療を行います。頭にヘルメットのような特殊な装置をつけて固定し、200カ所以上の方向から放射線を照射する方法です。がんがたくさんある場合には全脳照射を週に5回、2～3週間行います。

ガンマナイフ

200以上の方向から放射線をがんに照射する方法

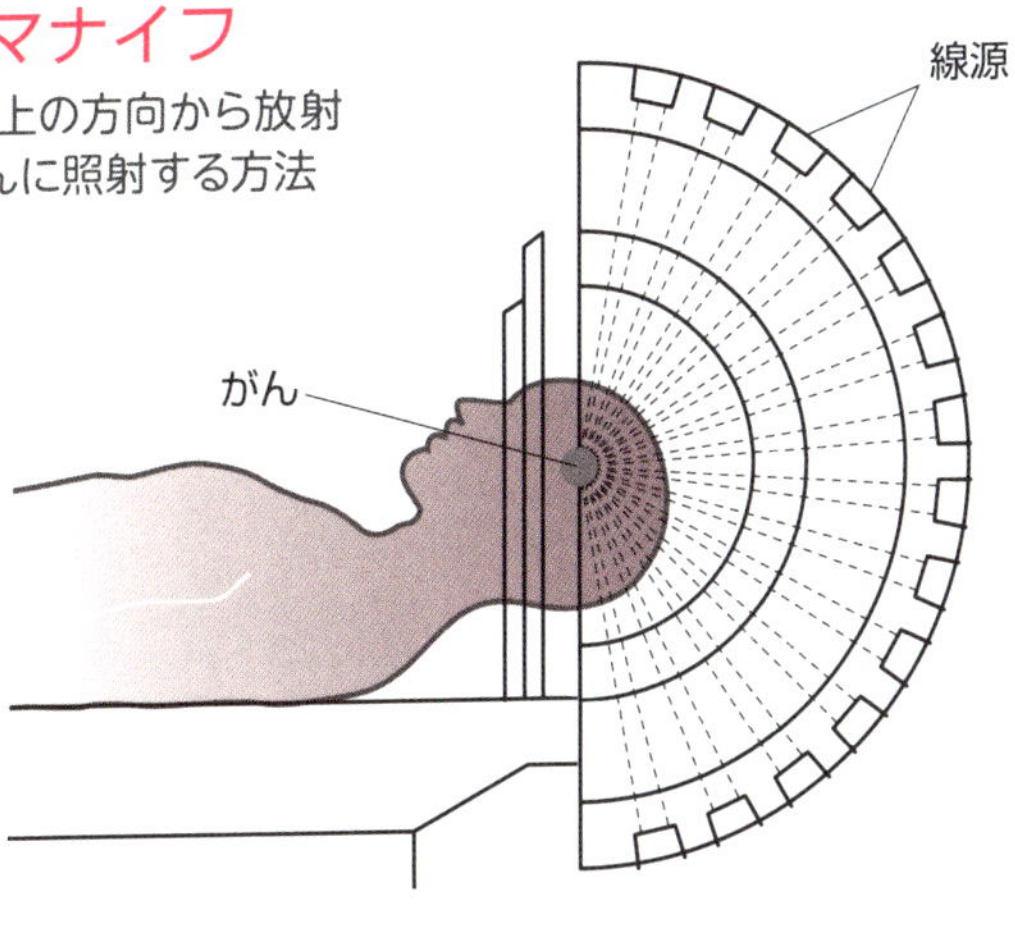

◆骨に転移した場合の治療

骨への転移は1カ所だけではなく、いろいろなところに起こることが多く、その場所に高い率で痛みを感じたり、骨がもろくなって骨折を起こしやすくなったりします。全身療法として抗がん剤を投与しますが、その治療が痛みの緩和や骨折の予防につながることもあります。また、転移した場所に放射線療法を施すこともあり、その効果は高くて痛みの緩和や骨折予防になります。

骨にがんが転移すると骨が壊されてカルシウムが血液中に溶け出し、高カルシウム血症となって意識障害などを起こすことがあります。そうした場合、ビスフォスフォネート製剤や抗ランクル抗体薬など適切な薬物投与を行います。これらの事例による延命効果の可能性があります。ただし、投与中に低カルシウム血症になったり、顎骨壊死《がっこつえし》（あごの骨が局所的に死滅して腐った状態になる）を起こして歯科治療が必要になったりすることがあります。後者の場合は、患者さんのほうが先に異常を自覚されることがありますから、異常を感じたら主治医に相談しましょう。

◆ほかの臓器に転移した場合の治療

肝臓や副腎などのような遠隔転移の場合は、全身療法を行います。2015年9月現在では、分子標的治療薬を含む化学療法のみですが、2016年の1月から、免疫チェックポイント阻害剤も有効な治療となります。

肝臓に転移すると全身がだるくなり、胆管が閉塞されて胆汁が流れなくなって黄疸が生じ、白目や顔が黄色くなることがあります。また、がんが大きくなると肝臓が腫れたり腹膜《ふくまく》を圧迫して疼痛《とうつう》が起こったりします。

副腎への転移では、クッシング症候群や副腎クリーゼになったりします。(P.151参照)

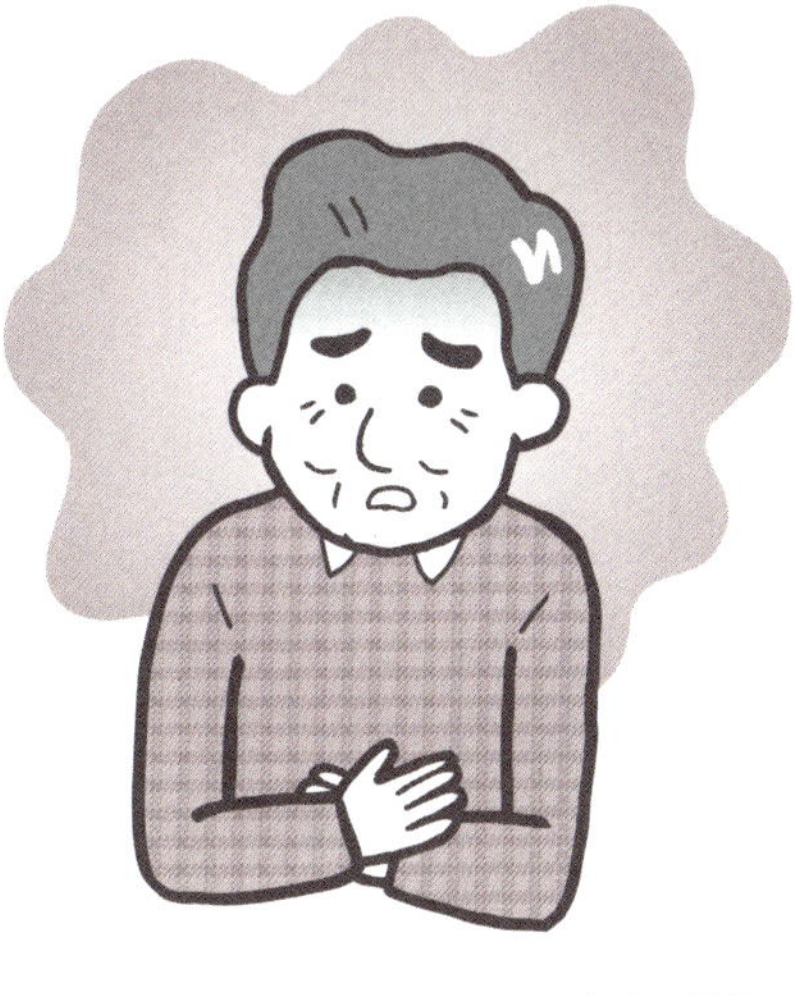

肝臓や副腎に転移すると、全身がだるくなったり、脂肪がたまって太ったり、悪心、嘔吐、腹痛、低血圧、ショック症状などが起こることがあります。

再発や転移を予防するには定期的な通院と検診が大事

　がんは治療が終わっても完治したとはいえず、再発や転移の可能性がある病気です。治療後の定期検診は医療機関の方針や患者さんの病状によって異なりますが、治療後3～4カ月間は、月に1～2回、傷の経過や体調の回復、副作用、合併症などのチェックをします。

　また、その後5年間は、4～6カ月ごとに再発や転移の有無をチェックします。治療後、どのぐらいの間隔で、どのような検査をすれば再発を発見でき、それが延命につながるかということは、まだはっきりとわかっていません。したがって、がんの状態や患者さんの体力など、それぞれの状態に合わせた検診や、個々の状況に合わせた検診期間を設定する必要があります。

　もちろん、合併症や副作用の有無、再発が疑われる症状などがある場合は、検診日でなくても早急に検診を受ける必要があります。

再発・転移の有無のチェック例（3〜6カ月に1回）

血液検査	血球数、腫瘍マーカー、肝機能、腎機能など
画像検査	単純胸部X線検査、CT検査など
喀痰《かくたん》細胞診 気管支鏡検査	肺門型肺がんの人の場合

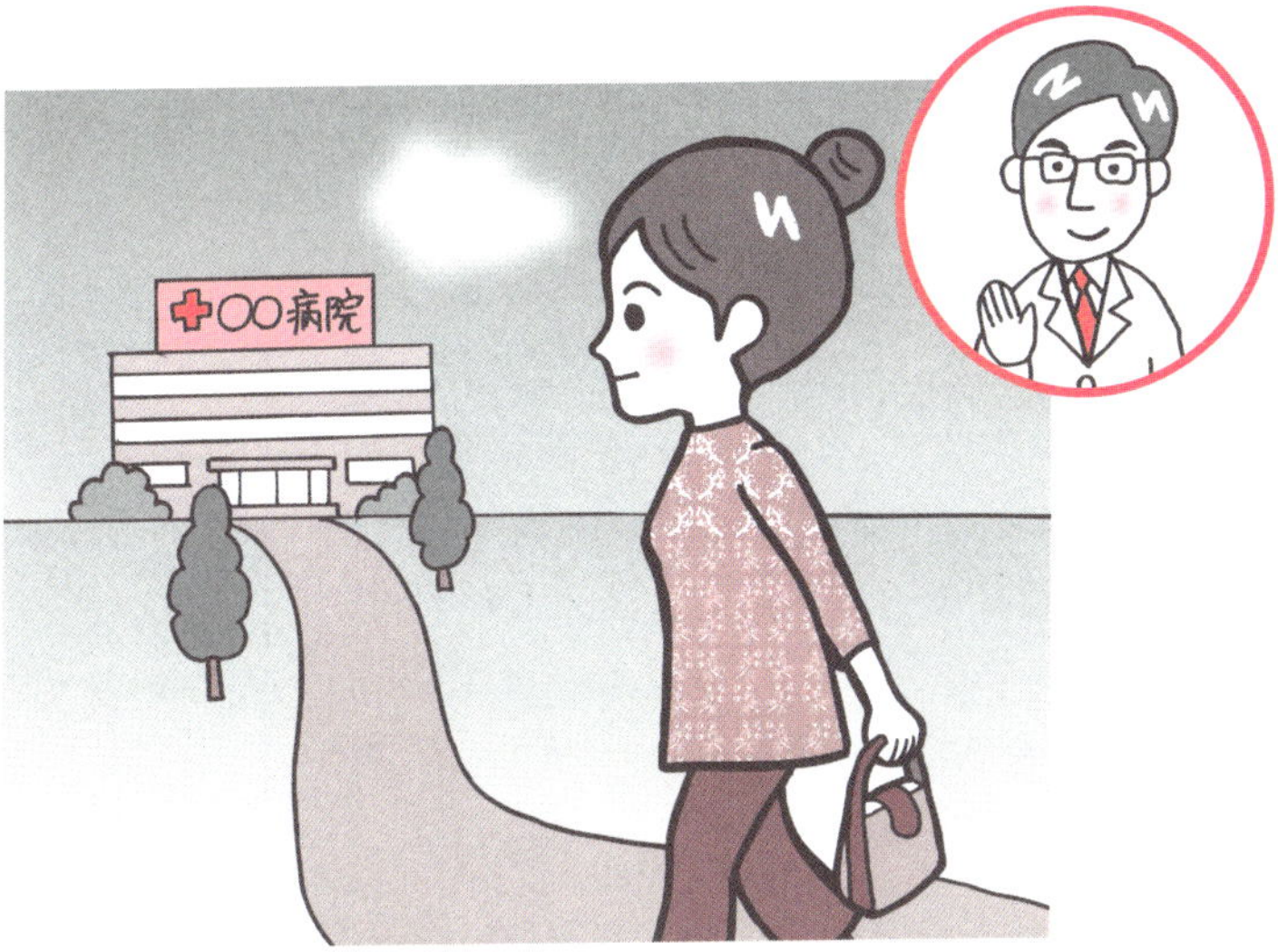

5年間、無再発の場合は「治癒」したと診断されます。しかしそのあとも、1年に1回は血液検査、画像検査などを行います。毎年、胸部のCT検査を含めた人間ドックを受けるのもいいでしょう。

肺がんの再発・転移を防ぐための生活習慣のポイント

肺がんは消化器のがんとは違い、手術の翌日から普通の食事ができます。抗がん剤を投与しているときは食欲がなくなることがありますが、それ以外では食欲の低下もありません。そのため、食べることに制限がないため、栄養バランスのよい食事を摂って体力をつけましょう。糖尿病などの生活習慣病を持っている場合は、食べすぎや脂肪の摂りすぎに注意しましょう。

禁煙することで食べ物がおいしく感じられて食欲が旺盛になり、太ってしまう人がいます。手術後や退院後、体力が回復してきたら散歩をしたりラジオ体操をするなど、適度な運動をおすすめします。有酸素運動をすると呼吸をしっかりとすることになり、胸やお腹の筋肉を使うため、呼吸機能のアップや筋肉を鍛えることにつながり、体調を整えることができるでしょう。

職場への復帰は、体力があれば退院翌日からでも可能ですが、通勤に自信が持てるようになってからをおすすめしています。中途半端の状態で職場復帰しても周囲に迷惑をかけてしまうこともあり、自分自身もつらくなります。自宅の周辺で運動をしたり通勤するのと同じ電車に乗って慣らしたりして、自信がついたところで仕事を再開するといいでしょう。

「少しつらいかな?」「しんどいな」程度に負担をかけつつ、精神的にリラックスするとともに規則正しい生活と栄養バランスのとれた食事を心がけ、健康的な生活を送るようにしましょう。

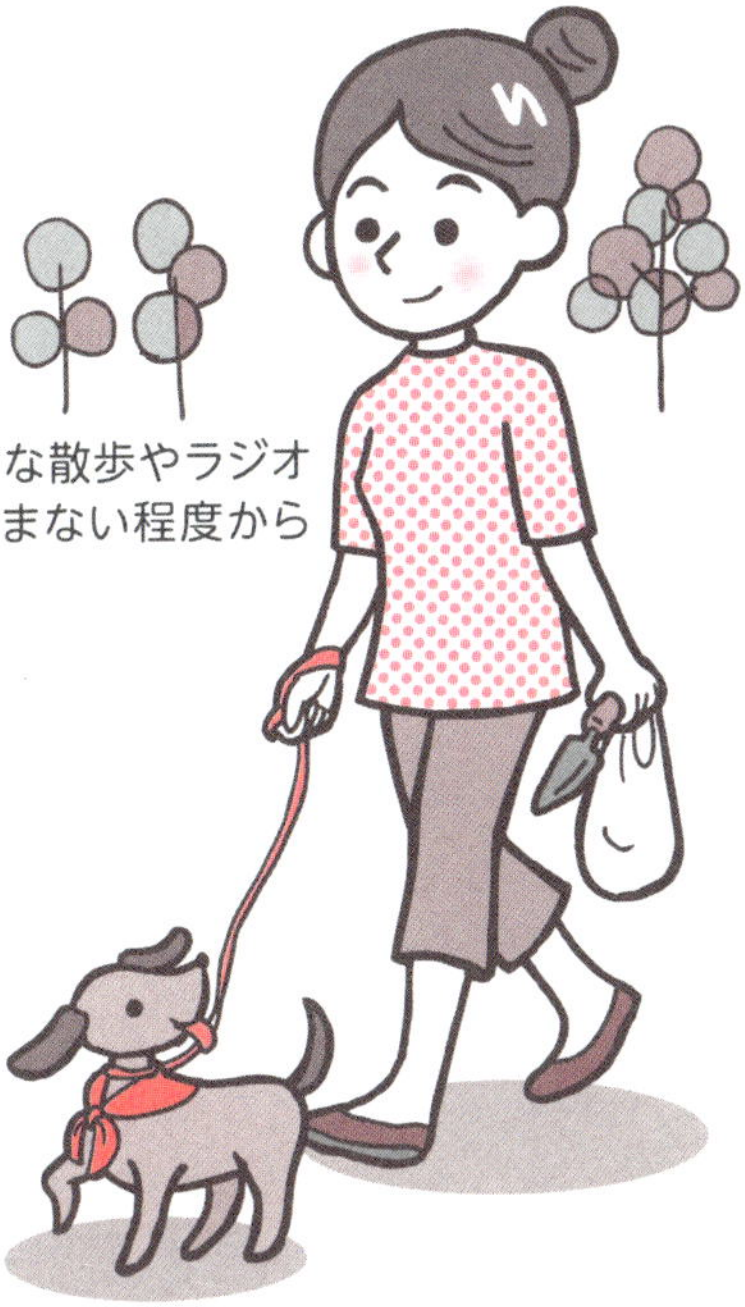

無理をせずに適度な散歩やラジオ体操などを、寝込まない程度から始めましょう。

コラム

6

肺がん治療費について

治療内容や入院期間によって治療費は異なります。がんで入院して手術をすると高額になる可能性があります。健康保険が適用される場合、３割負担になりますが、十数万円の用意は必要となるでしょう。抗がん剤、特に分子標的治療薬といわれる新しい薬剤を用いた治療は高額になります。抗がん剤によっては、１カ月 10 万円を超える額を要する治療もあります。高額療養費制度が適用される場合は、一定額以上になると払い戻しを受けることができます。そのためには、加入している健康保険組合や国民健康保険窓口、社会保険事務所などで「限度額適用認定証」を発行してもらう必要がありますので、問い合わせをしてみてください。

また、個室を利用した場合は、差額ベッド代、食費の一部などが自己負担になります。さらに、健康保険で承認されていない薬の投与や治療を受けるときは自由診療となります。健康保険診療と自由診療は混合できないのが原則なので、自己負担が増えることになるでしょう。最近はケースワーカーがいる病院が多いので、主治医や看護師を経由して相談してみるといいでしょう。

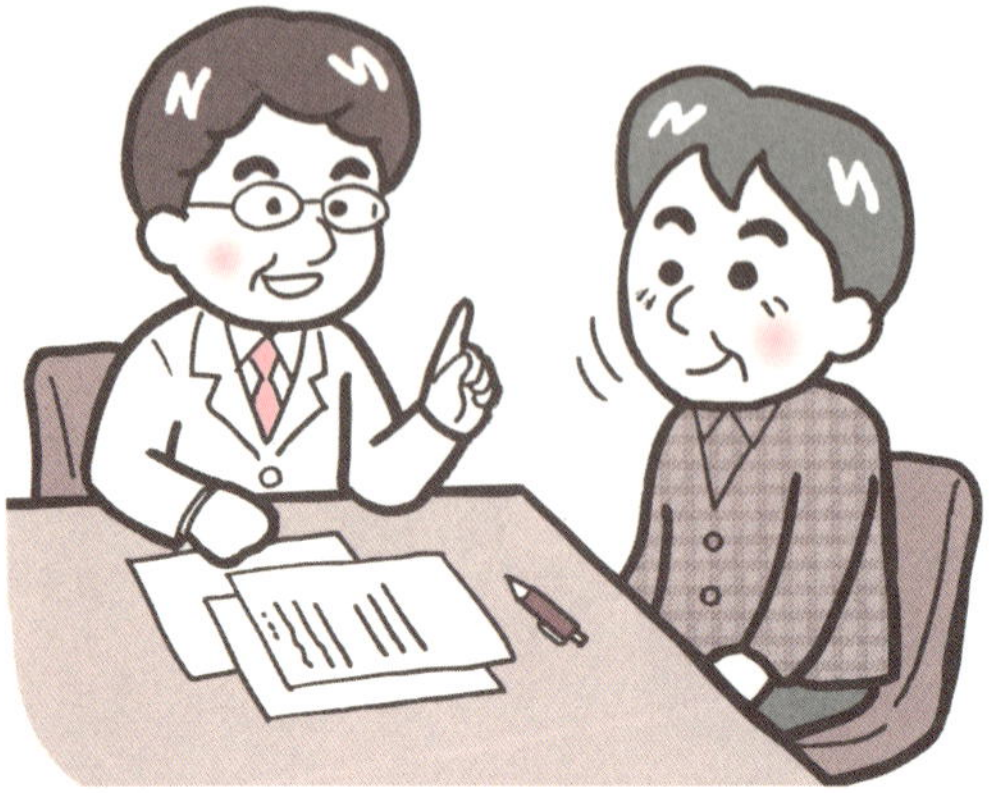

第7章

がん治療の知識を得て病気と向き合おう

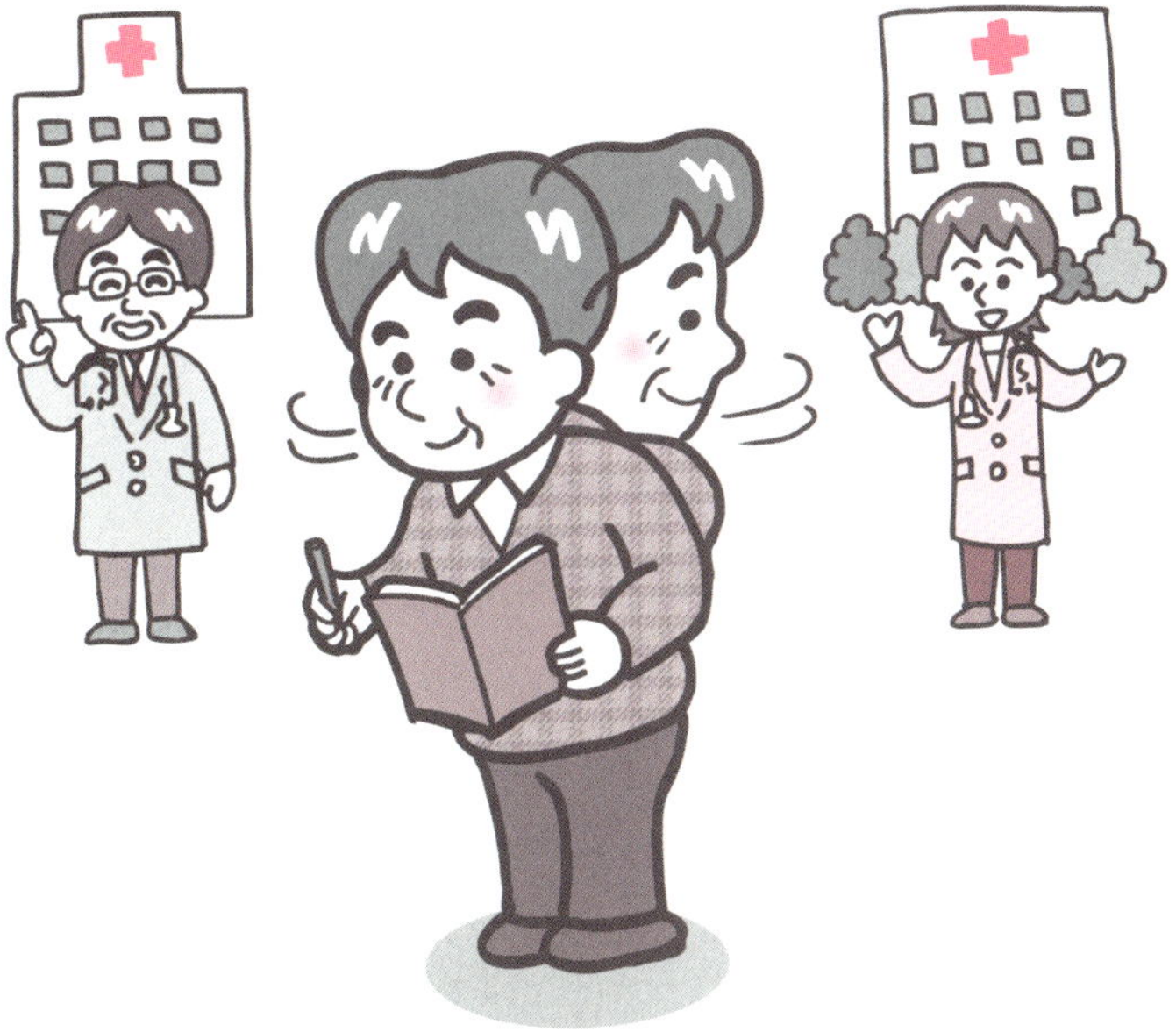

肺がんと間違えやすい病気

①気管支炎

気管支炎は肺がんと似ている病気の代表的なもので、その多くはかぜ（感冒）をひいたときに気管支にウイルスの感染が合併して起こります。

症状は肺がんとよく似ていて、かわいた咳、痰《たん》、呼吸をするときにゼーゼー、ヒューヒューと音がする喘鳴《ぜいめい》、息切れ、胸の痛み、胸の圧迫感などです。咳が激しくなると痰に血が混じることがあります。1年の間に3カ月以上、痰を伴う咳が続くときは慢性気管支炎です。慢性になると、気長に治療を続ける必要があり、悪化しないように気を付ける必要があります。

乳幼児や高齢者は重症になりやすく、若くても過労が続くと重症になることがあります。また、炎症が肺までおよぶと重症になるので、感染したウイルスに効果がある抗生物質、去痰薬《きょたんやく》、咳止め、気管支拡張薬などを処方してもらいましょう。早めに対応すると短期間で治ります。

症状が肺がんに似ている病気

- 気管支炎
- 気管支拡張症
- 気管支ぜんそく
- 肺炎
- COPD（慢性閉塞性肺疾患）

CTによる画像が肺がんに似ている病気

- 器質化肺炎
- 結核腫
- 肺クリプトコッカス症　など

肺がんを早期発見、早期治療するためには、同じような症状でもきちんとした見極めが必要です。

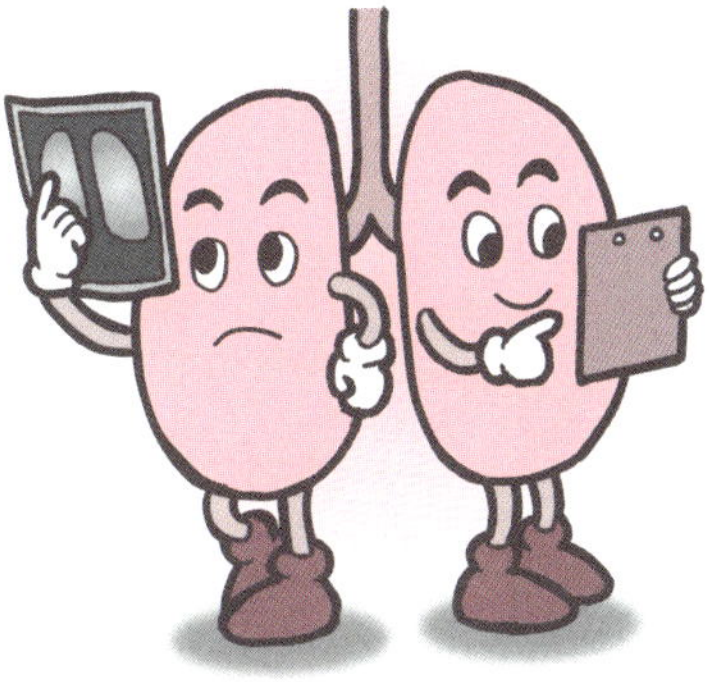

②気管支拡張症《きかんしかくちょうしょう》

気管支が拡張し、もとに戻らなくなった状態を気管支拡張症といいます。生まれつきの人もいますが、原因は肺炎などの呼吸器の感染症で、気管支の壁が壊されるために起こると考えられます。

症状は膿《うみ》のような痰《たん》と慢性的に続く咳、血が混じった痰、喀血《かっけつ》など。気管支の拡張が広い範囲におよぶと喘鳴《ぜいめい》、息切れ、動悸《どうき》などが起こり、咳の発作は早朝と夕方に主に起こります。

気管支の奥にたまった痰を気管のほうに出すために、状況によって体位ドレナージ（排《はい》痰法《たんほう》）を行います。

気管支拡張症に処方される薬は、痰に含まれる菌に効果がある抗生物質、去痰薬《きょたんやく》、気管支拡張薬などですが、拡張している部分が限られていたり、細菌感染や喀血の症状が繰り返したりしているときは、手術を行うこともあります。

体位ドレナージ（排痰法）

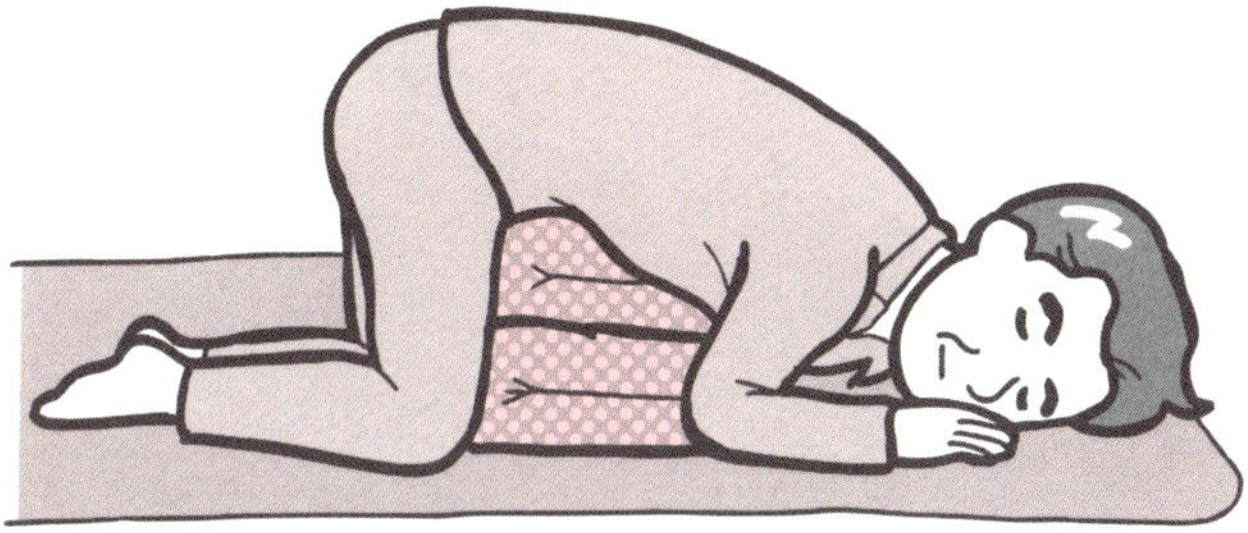

痰が肺の下のほうにたまっているとき、布団を重ねた上にお腹をあてて頭を低くして顔を横に向けます。

痰が肺の上のほうにたまっているときは、上体を起こして重ねた布団に背を預け、体を右や左に向けた姿勢を 15 ～ 30 分ぐらい保つ方法です。

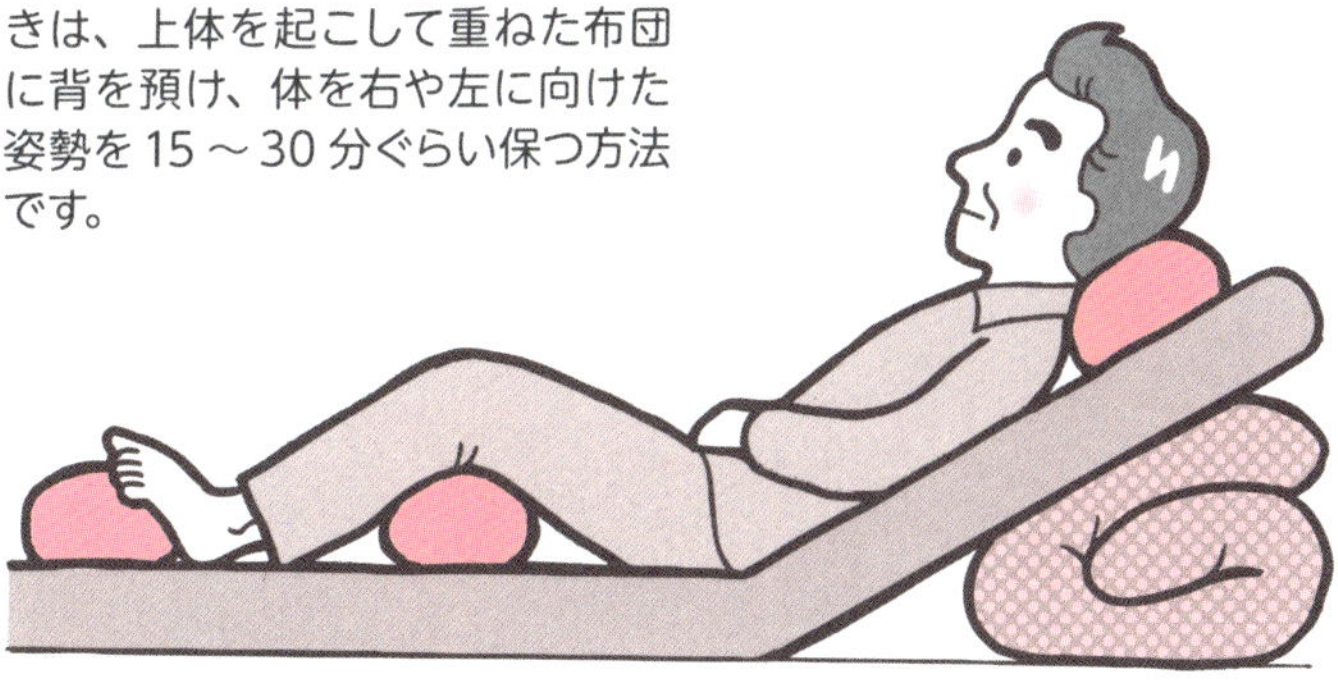

③気管支ぜんそく ④肺炎

◆気管支ぜんそく

慢性的な炎症によって気道が収縮して発作性の呼吸困難を起こします。ゼーゼー、ヒューヒューという喘鳴《ぜいめい》を伴い、遺伝的なアレルギー体質と深い関係があります。アレルギー性鼻炎やアトピー性皮膚炎を伴っていたり、家族にアレルギーの病気を持つ人が多かったりします。

その原因は、ハウスダスト、ハウスダストに含まれるダニ、ペットの毛、花粉などだといわれ、はっきりした原因がわかりにくいのが現状です。

かぜ、過労、過食、月経、ストレスなどが要因となることもあり、気圧が下がると発作が起こりやすいなど、気象と深い関係があるとも考えられています。

原因の除去に努めたり、抗アレルギー薬、血管拡張薬、ステロイド吸入薬などを使用し、発作を起こさないようにすることで対処します。

◆肺炎

咳、痰、高熱、胸痛、呼吸困難、だるさ、筋肉痛などの症状があり、かぜのような症状が続いたあとに突然、高熱や胸痛が起こることが多いようです。その原因は細菌、ウイルス、マイコプラズマという微生物などの感染で、肺に炎症が起こります。患者さんの体力や感染した病原体の性質によって病気の重さが変わります。

症状が重い場合は入院が必要なことがあり、呼吸困難の状態なら酸素吸入が施されます。胸痛には鎮痛剤、病原体に有効な抗生物質を使用して治療します。

高齢者の増加にともない、肺炎が増加しています。かぜやインフルエンザなどをきっかけに肺炎になったり、口の中の細菌が誤嚥《ごえん》によって肺に入り込んで起こる誤嚥性肺炎も少なくありません。

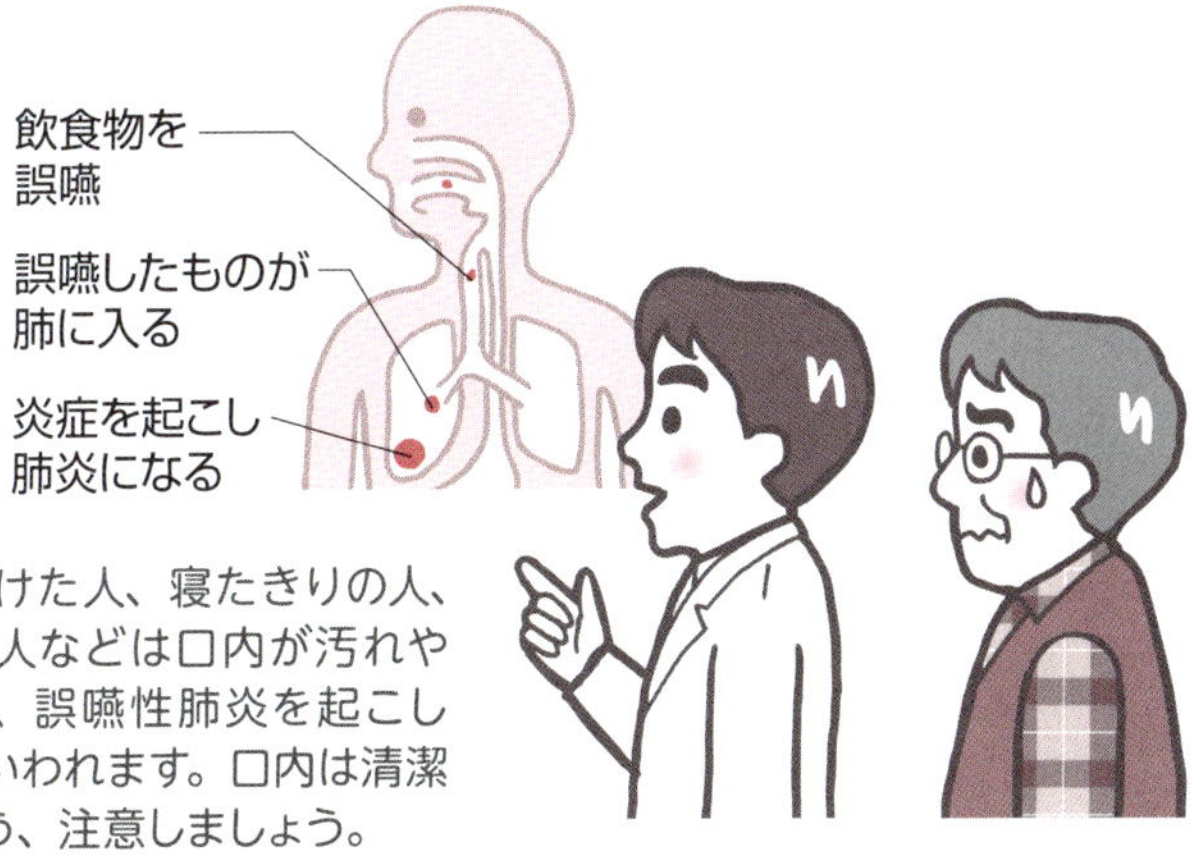
飲食物を誤嚥
誤嚥したものが肺に入る
炎症を起こし肺炎になる

手術を受けた人、寝たきりの人、認知症の人などは口内が汚れやすいので、誤嚥性肺炎を起こしやすいといわれます。口内は清潔に保つよう、注意しましょう。

⑤COPD ⑥器質化肺炎《きしつかはいえん》

◆COPD（慢性閉塞性肺疾患《まんせいへいそくせいはいしっかん》）

咳、痰、息切れなどを感じ、呼吸をするときに喘鳴《ぜいめい》が起こることがあり、息を吐くときに特に苦しくなります。進行すると酸素不足になったり、炭酸ガスの排出が十分にできなくなったりします。気管支の壁が炎症のため厚くなったり肺胞の壁が壊れたり、弾力性が低下して空気の通りが慢性的に悪くなる病気なのです。空気が通らなくなると、浄化作用が落ちるために細菌やウイルスに感染しやすくなります。

気管支ぜんそくと症状がよく似ていますが、気管支ぜんそくは発作が治まると呼吸が楽になるのに対してCOPDは常に苦しく、進行性のためもとに戻ることはありません。

もっとも大きな原因は喫煙で、喫煙者の約20パーセントはCOPDになるといわれます。また、COPDの約20パーセントは肺がんを合併しているともいわれており、中等度以上のCOPDは前がん状態だと考え、定期的に検査を受けることが大事です。

治療法でもっとも大切なのは禁煙です。治療薬としては、吸入の抗コリン薬、β2刺激薬などの気管支拡張薬を使用するときもあります。症状が重い場合は、ステロイド吸入薬や注射をすることもあります。適度な運動や栄養バランスのとれた食事をすることも大事です。

◆器質化肺炎

肺炎の治った痕跡《こんせき》を器質化肺炎といいます。また、器質化肺炎では、肺内リンパ節が腫れていることがあり、それが肺がんやリンパ節転移と間違えられることもあります。

適度な運動やバランスのとれた食事がCOPDなどの治療に役立つこともあります。

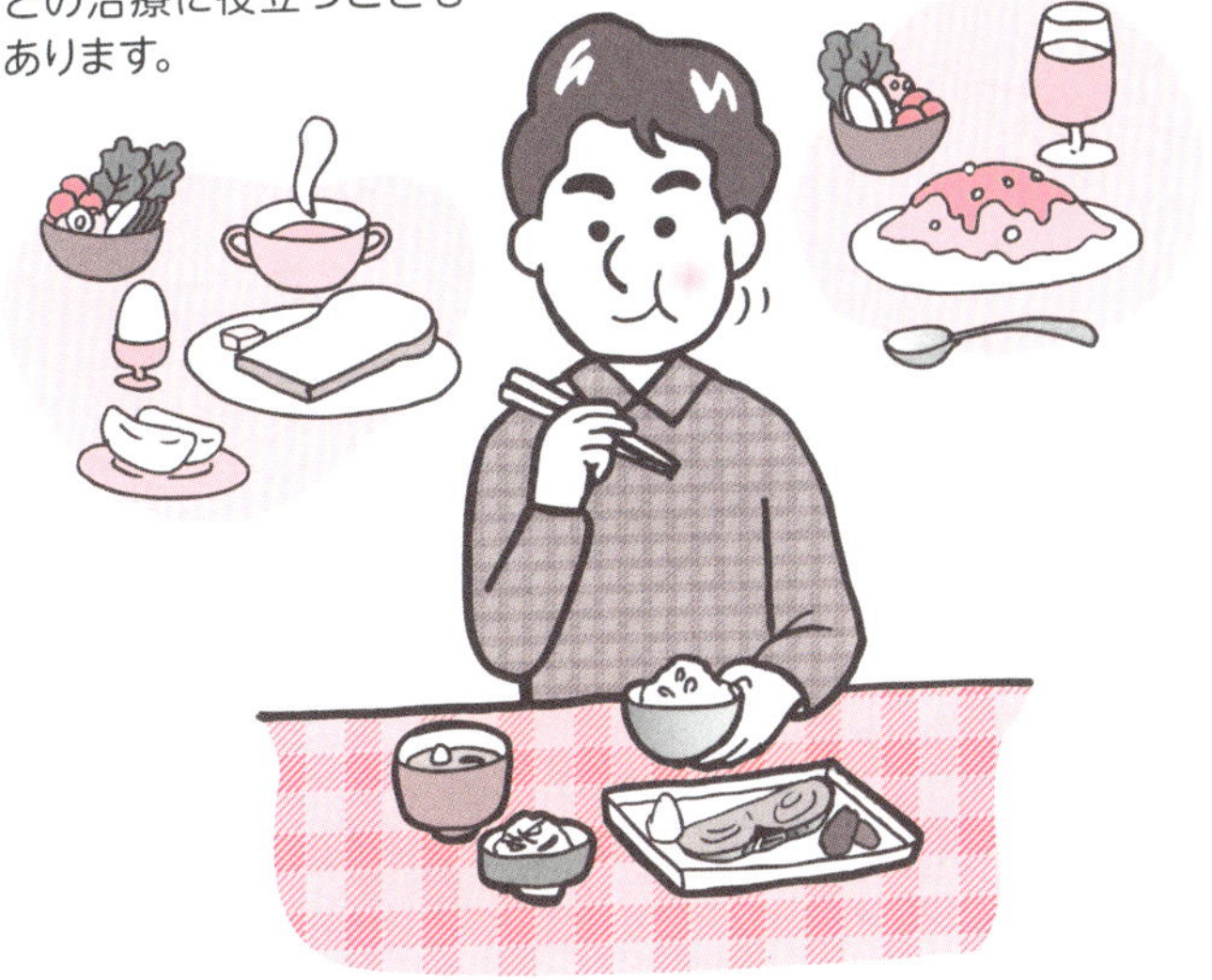

⑦結核腫　⑧肺クリプトコッカス症

◆結核腫

CT検査で肺がんの特徴的な形の「くびれ・ノッチ」によく似た画像が残ることがあります。

ノッチとは、へこんでいるという意味です。それは、結合組織によって包まれた結核の病巣で、結核菌が活動中の場合と治った痕跡の場合があります。

◆肺クリプトコッカス症

CT画像で気管支が一部抜けたように映ります。クリプトコッカスとはハトが媒介《ばいかい》するカビの一種で、このカビが肺に感染して炎症を起こします。

CT検査では肺がんと区別がつきにくく、手術をしてから肺クリプトコッカス症だと判明するケースもあります。

結核腫（くびれ・ノッチ）

がんに特異的なくびれ・ノッチが見られたが、結核腫だった症例

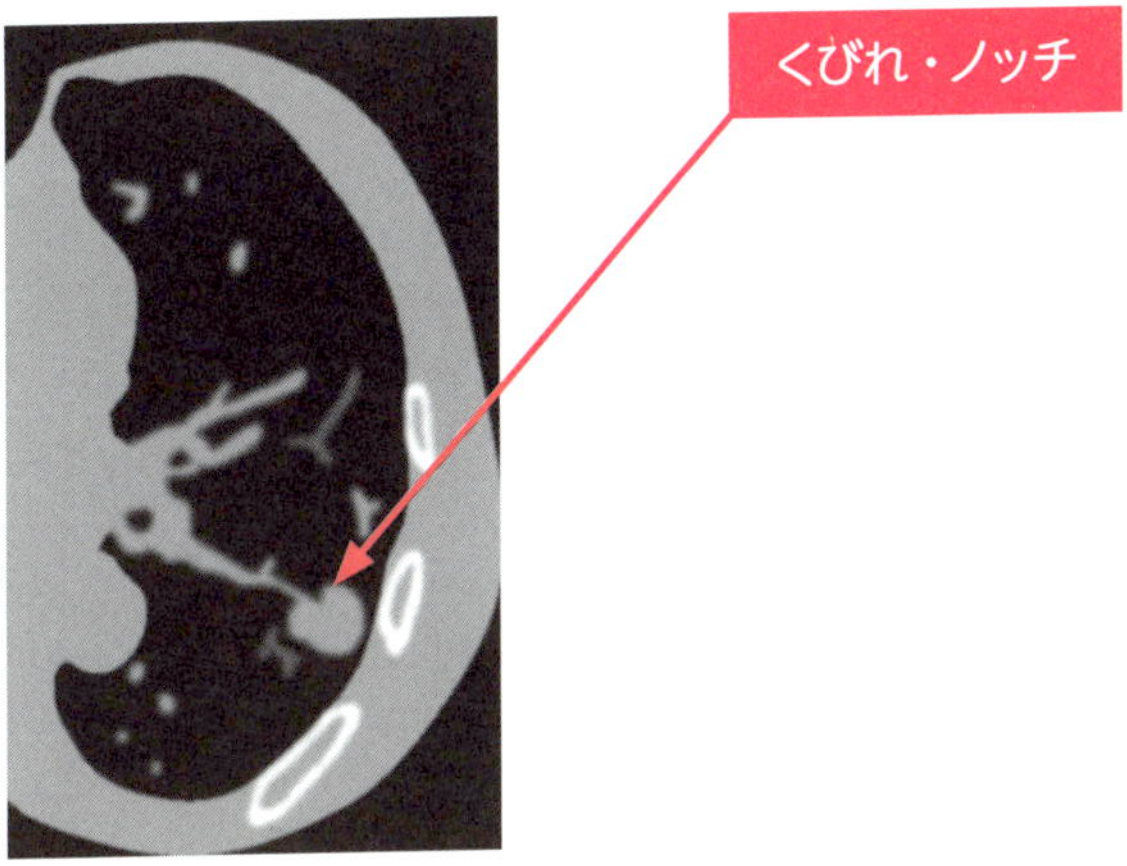

肺クリプトコッカス症

がんに特異的なＣＴ画像だったが、肺クリプトコッカス症だった症例

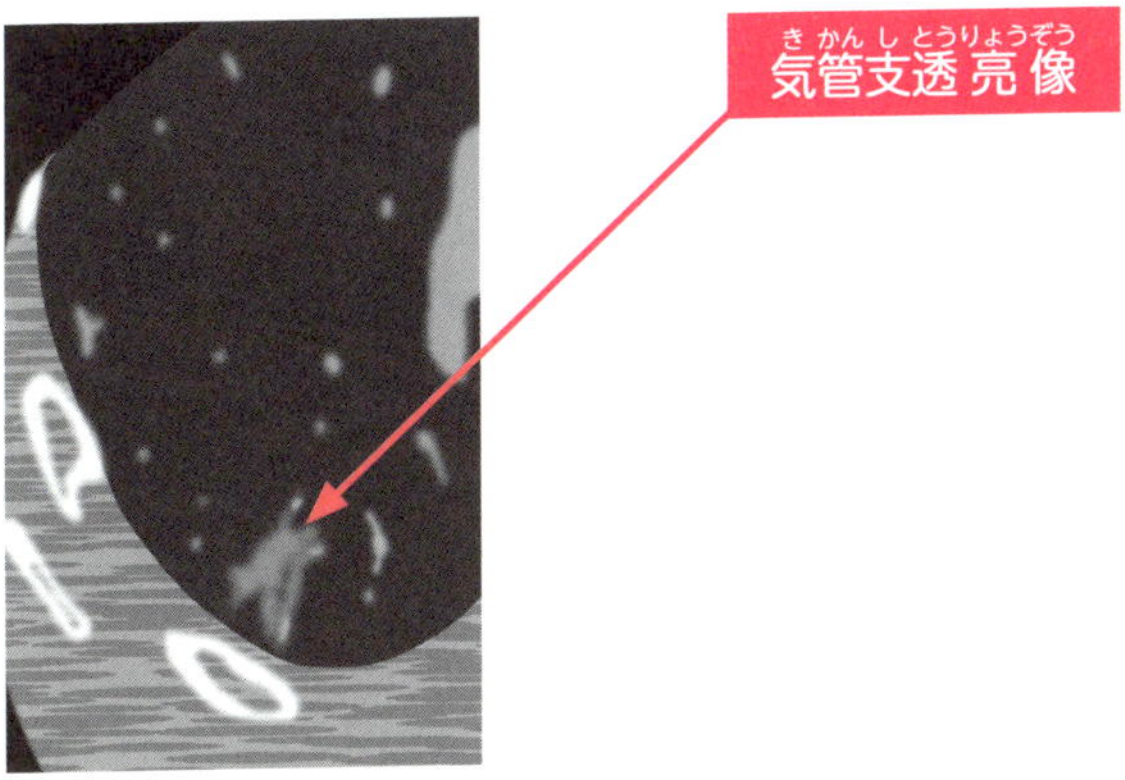

インフォームド・コンセントの重要なポイントを知ろう

インフォームド・コンセントとは「説明と同意」と訳されます。患者さんが自分の病気の状況を理解し、どんな治療を行っていくかを納得して聞いておく必要があります。医師の十分な説明を聞き、患者さんはわからないことを聞いて医師の示した選択肢についてよく考え、基本的には自らの意思で「受けたい治療（検査）」を決定して同意するのが大事です。疑問点や不明点は質問し、自分にはどんな検査や治療が必要なのかが理解できるよう説明を一度持ち帰って整理し、次の受診のときに決定することも可能です。

現在、どんな状態でどんな検査が必要か、どんな治療法があるのかなど、納得するまで医師と話し合いましょう。医師が説明をきちんとして質問にも答えてくれると互いに信頼関係が築け、心が通い合ってよりよい選択ができるでしょう。中でも治療効果と副作用、治療期間の関係は、納得するまで聞いておく必要があるでしょう。インフォームド・コンセントは治療の効果や容態《ようだい》の変化に伴って何度も行われるべきです。

インフォームド・コンセントのポイント

1 治療の内容と効果

予後について

治癒の可能性

2 予測される副作用

その発現頻度

出現する時期

副作用に対する対策

治療関連死の割合

3 そのほかの治療法の内容

そのほかの治療法の利点

そのほかの治療法の欠点　など

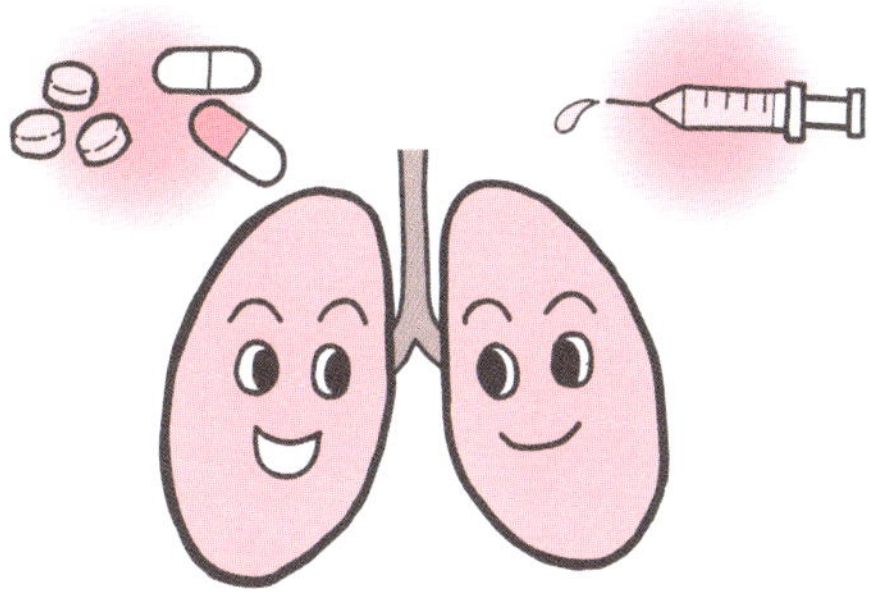

本人への告知の大切さと診断後、家族のできること

肺がんの治療ではインフォームド・コンセントが大事だと前述しました。インフォームド・コンセントを行うには、がんであることを告知しなければいけません。がんの告知は治療の第一歩だと考えましょう。

肺がんは死亡率が高く、再発も相応の率で発症しますから、伝えづらいと思われがちですが、治療法はいくつかあるのでそのメリットやデメリットを理解し、納得して治療を受ける上でも、告知は必須になってきます。「いかに事実を伝え、そのあとどうやって患者さんの援助をするか」をしっかりと伝えることが患者さんのためになることなのです。だれもが、自分の病気について知る権利がある、というのが基本的な考え方です。

告知を受けたら、家族は、まずはだまってそばにいてあげることを心掛け、「つらければ何でもいってね」という姿勢で安心感を与えてあげましょう。今、生きているということに自信を持って、治療に専念できるような手助けをするといいでしょう。

家族のできること

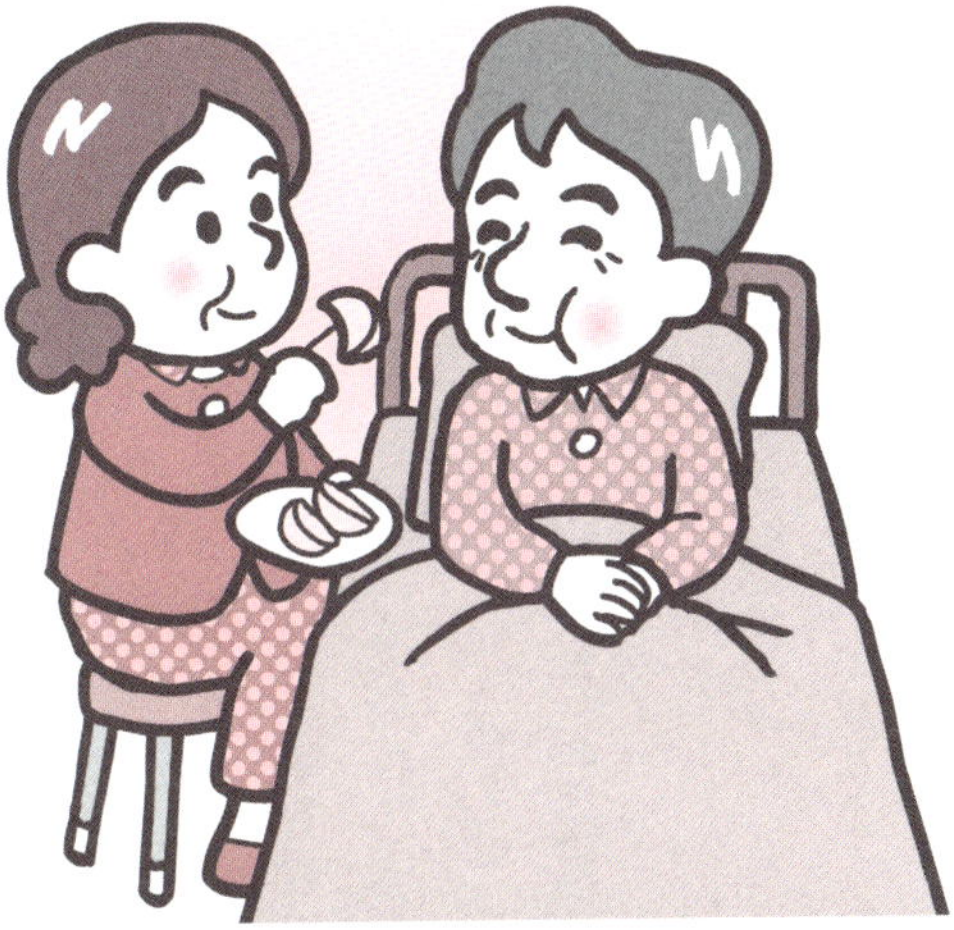

患者さんだけでなく、家族のほうもゆっくりできる時間をとったり、息抜きをしながら手助けをしていきましょう。

- 今、生きていることに自信を持たせる
- 無力感に陥らない
- そばに寄り添ってあげる
- ゆっくりできる時間を持つ
- ときには息抜きをする
- できる限り今までどおりの生活をする
- 必要以上に気を使わないなど

がんについてくわしく調べて病状を受け入れよう

がんだと告知され、それをすぐに受け入れられる人は本当に少数です。自分の病気を受け止めて前向きに治療に取り組むまでには個人差があり、それなりの時間もかかることでしょう。がんを受け入れるようになるまでには、心が大きく揺れるのです。ですから、がんについてしっかりと調べ、安心して治療を受けられるようにすることが大切です。家族もつらいと思いますが、時間がたつにつれて患者さんの気持ちも落ち着きます。医師や家族の助けを借りて前向きに対処していきましょう。

多くの人が感じる心の変化を紹介しておきます。

◆がんを告知されて1週間

精神的なショックを感じ、初期反応が起こります。診断を信じなかったり自分自身に起こっていることではないように感じたりする人が多いといいます。また、診断を信じて絶望感を抱く人もいます。

◆最初の1週間が過ぎる

過去への後悔、がんに対する不安、苦悩などを感じる時期です。

◆告知から2週間後まで

苦悩や不安、食欲の低下、集中力の低下、抑うつ、不眠などが起こり、主治医を訪ねて何度も病状を聞いたりする人もいます。この苦悩の時期は1～2週間続きます。

◆2週間後以降

告知を受けたときのショックからは立ち直り、現実直視をして適応しようとする時期です。新しい情報を受け入れたり、将来への自分の見通しを楽天的に考えられたりするようになります。

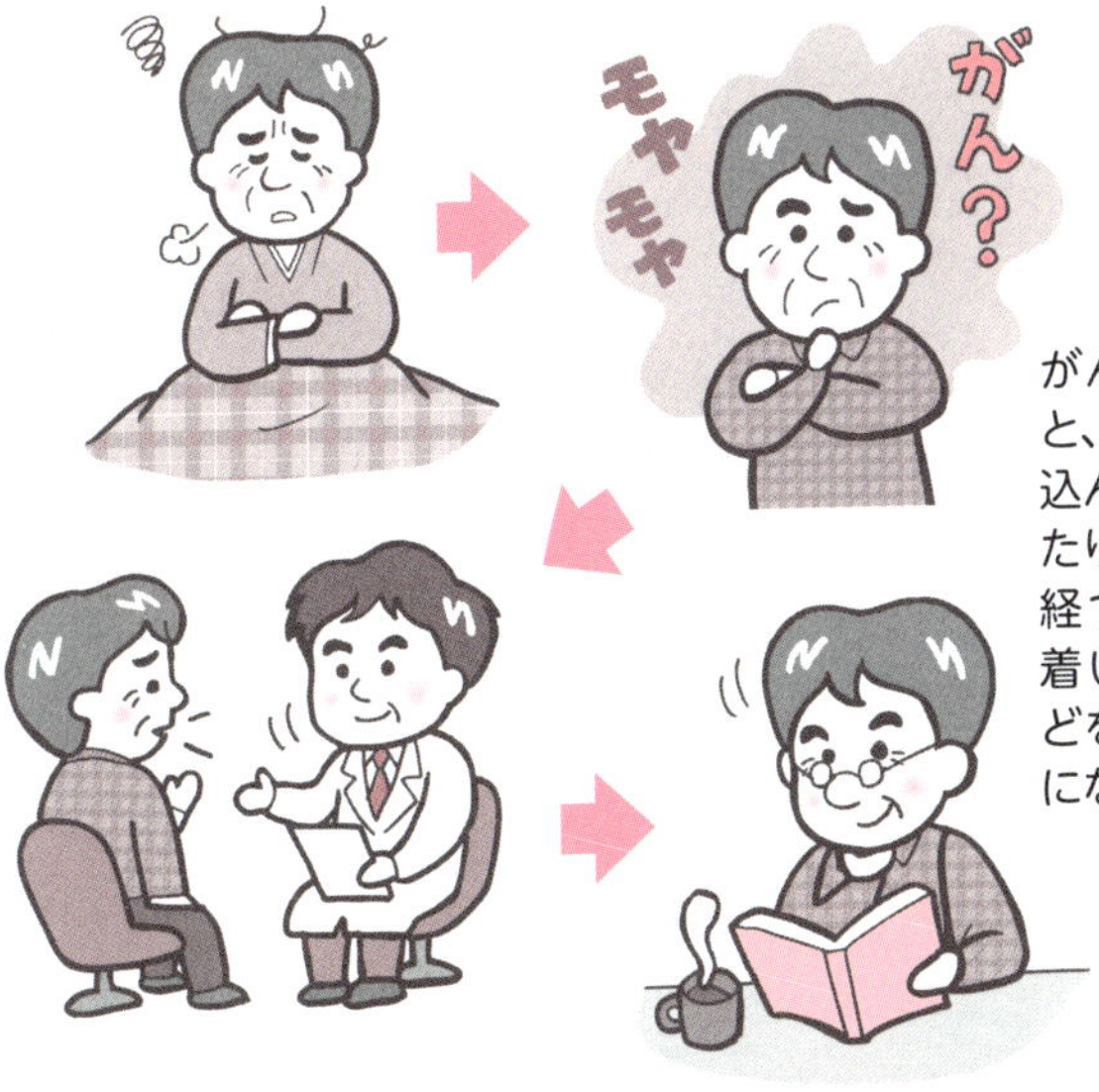

がんを告知されると、多くの人が落ち込んだり不安になったりします。時間が経つにつれ、落ち着いて治療方法などを考えられるようになります。

セカンド・オピニオンを求めるのは納得いく治療を受けるための当然の権利

セカンド・オピニオンとは、主治医以外の医師に診断についてや治療方法を聞くことです。がんだけではなく、さまざまな病気は1人1人症状も病状も微妙に異なります。絶対的な治療法がハッキリしている場合には同じ病気でも医師や病院によって伝え方が違ったり、すすめる治療方法が違うこともあります（たとえば、肺がんのⅢA期といわれる病期の人にはもともとさまざまな考え方があります）。ですから、主治医からすすめられた方法がベストなのか悩んでしまう患者さんがいるのも当たり前なのです。また、医師によって得意な分野、不得意な分野があるのも当然ですから、患者本人の希望する治療方法と異なる場合もあるでしょう。

そうしたとき、ほかの医師の意見を聞いたりすると、治療に対する信頼感が深まったり治療方法について決断できることがあります。医師の中にはセカンド・オピニオンを希望すると快く思わない人もいるかもしれませんが、それは当然の権利なので納得いくまで希望を伝えましょう。最近では多くの病院がセカンド・オピニオンを積極的に受け入れていますので、相談してみるといいでしょう。

ただし、セカンド・オピニオンと称して、自らの希望する答えを出してくれる医師を探し回る、いわゆる「ドクター・ショッピング」は医療者側が困惑するばかりではなく、患者さん自身が迷路に入り込んだがごとく、意見や考えをまとめられなくなり、結果的に適切な治療を受けるチャンスを逸することがあります。心のどこかで「信じる者は救われる」と割り切ることが肝要です。

セカンド・オピニオンを受けるとき

1. **検査結果を持参しましょう**
→単純胸部Ｘ線検査、ＣＴ検査、 血液検査など

2. **現在の主治医からの紹介状を持参しましょう**
→診断の結果、治療方針など

3. **なるべく予約をしましょう**
→患者さんの訴えを聞いたり、前の医療機関での治療方針や治療方法を検討したりするために時間がかかるので

4. **医師との相性について考えましょう**
→医療や治療方法は1つではないので、選択に迷うときは信頼できて相性のよい医師を信じて治療方法を決めること

5. **家族の意見も聞いてみましょう**
→客観的に見られる家族に、医師との相性を聞いてみて治療方法を決定するとよい

治療する病院の選び方と医師と上手に付き合うコツ

何のために受診するのか、自分に本当に必要な治療は何なのかを十分に考えて病院を選びましょう。その際に前述したようにセカンド・オピニオンを利用して主治医の診断方法を確認することがあってもいいでしょう。いずれにしても、患者さんと医師が力を合わせて治療をしていくためのコツを知っておけばよい流れに乗りやすくなります。

①質問したいことや疑問を抱いたときは、紙に書いておいて診察室で明確に質問する。医師に時間がないときは、その紙を渡して次回の受診のときに聞く。
②説明を聞きたいときは必ず予約を入れる。
③医師からの説明は1人で聞かず、家族の同席のもとで聞き、聞き漏らしや誤解を防ぐ。
④聞いたことはメモを取って忘れないようにし、家族に説明しておく。
⑤病院を替わりたいと思ったら、率直に医師に伝える。病院や医師を選ぶのは患者さんな

ので、治療が始まる前に希望を伝える。

⑥同じ説明を何度も医師に聞くのは避ける。家族や親せきに病状を話してほしいなどの希望があるときは、時間を有効に使って診療時間内にする。

医師に対していろいろな希望があるとは思いますが、医師も多忙であり1人1人の気持ちを十分にくみ取るのは難しいこともあります。医師と上手に付き合って自分に合った病院を選ぶには、お互いに力を合わせて治療を進めていくためのコミュニケーションをしっかりとることが大切です。

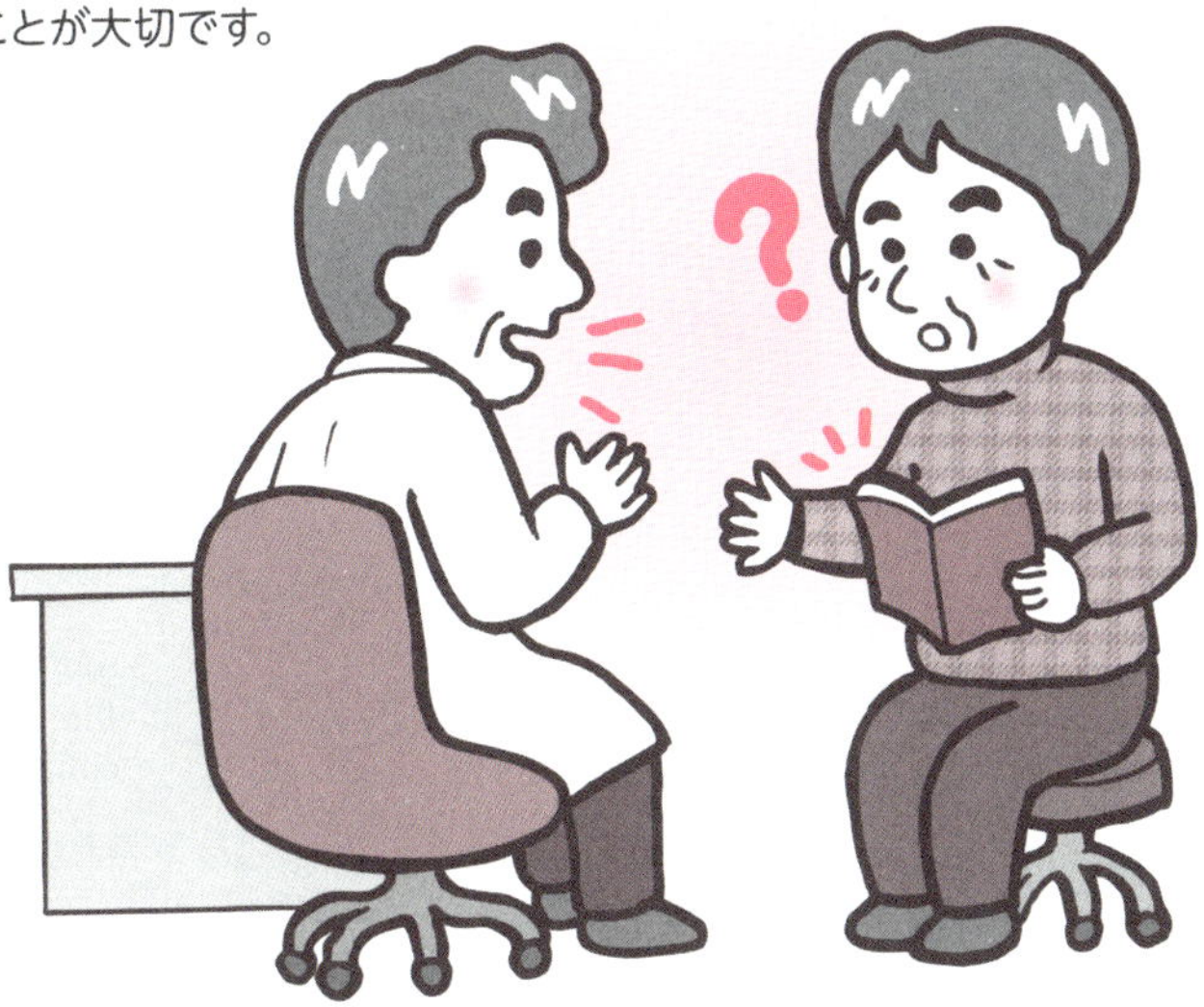

緩和ケアについて知り
痛みを和らげてサポートする

がんの痛みは激痛のようなものではなく、重く鈍い、倦怠感《けんたいかん》のような違和感を抱く痛みが継続することが多いようです。治療によってどうしても我慢ができないような激痛はほとんどありませんが、倦怠感やしびれ感をすべて取り除くことは簡単にはできません。がんの痛みは、がんそのものの痛み、手術や放射線や抗がん剤などの治療に伴う痛みなどで、痛みに関する研究が進んで発生のしくみが少しずつわかってきました。

痛みの緩和は「モルヒネ」を中心とした鎮痛薬を使用する薬物療法が中心です。モルヒネでも軽減できない痛みもありますが、漢方薬も含め、各種の鎮痛補助薬とモルヒネを一緒に用いるとかなりの効果が期待できるようになりました。状況によってはペインクリニック専門の医師による神経ブロックも有効だといわれます。

痛みについてはある程度コントロールできますが、全身倦怠感や不眠などはどうしても我慢ができないものです。そうしたとき、家族などが痛いところをさすってあげるだけでも痛みはおさまります。患者さんが望むことを周囲の人がサポートすることによって痛みを和らげることができるのです。

痛みというものは、ときに精神的なストレスや寂しさから発生したり、症状が強くなったりすることがあります。そういう痛みは薬のみで解決できないこともありますから、痛みに共感して同じ痛みをわかってもらえるように自分の気持ちを表現していきましょう。医師、看護師、家族などは、同じ痛みを共有する努力をして痛みを和らげてあげましょう。

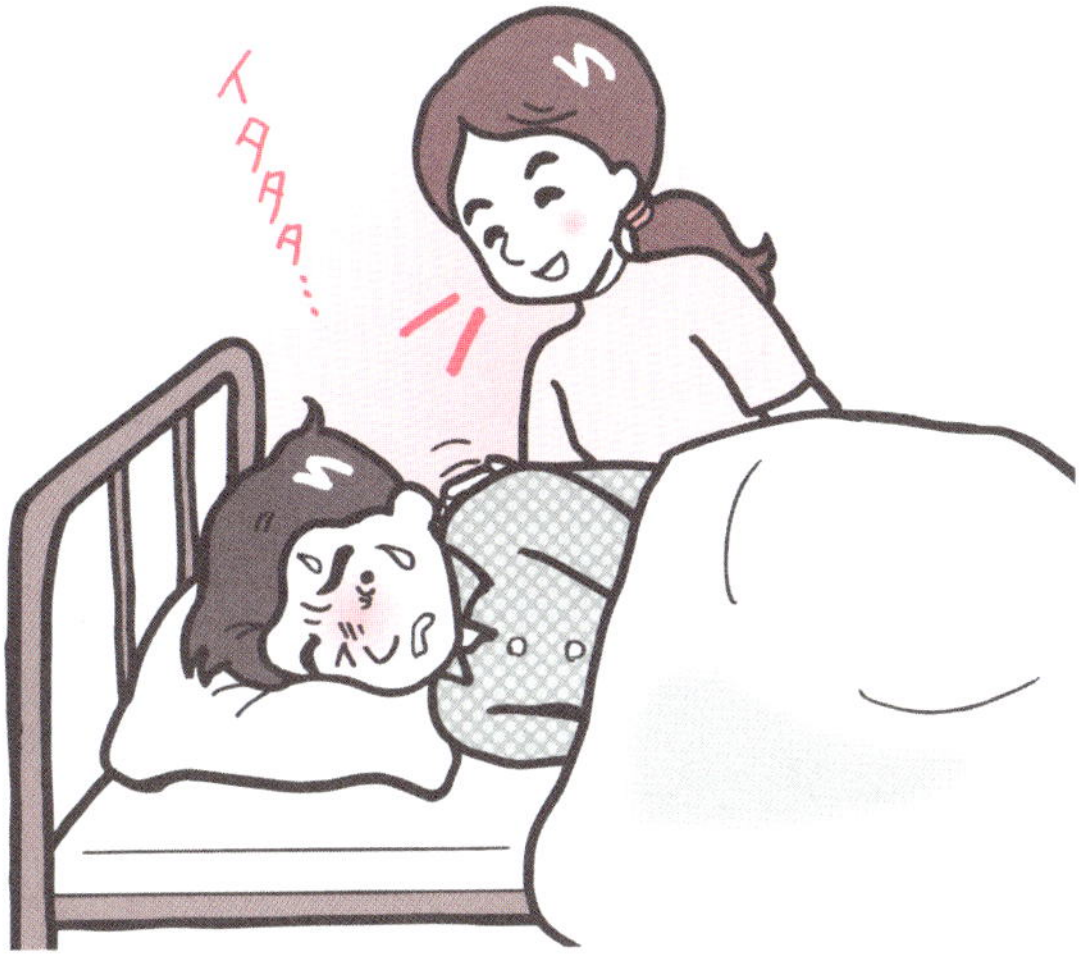

痛み止めを増やしていっても、薬では苦痛をなかなか取り去ることはできません。痛み止めをどんどん増やすと、肝心な痛みは取れないのに副作用をたくさん感じる、という傾向になってしまいます。患者さんの苦痛を理解してサポートしていきましょう。

患者さんが背負わなければならない苦悩を少しでも和らげるサポーティブケア

がんだけではなく病気になると身体的な痛みのほかに、精神的、社会的な苦痛を感じることがあります。がんになると恐れや怒り、再発の不安、精神的疲れなどを感じ、大きなストレスを感じることもあるでしょう。また、がんで倒れて働けなくなると、医療費、生活費などや将来の蓄《たくわ》えに不安を抱く人も多いはずです。入院が長引いたら経済的な悩みも出てくるでしょう。さらに、生きている意味を考えたり、死生観《しせいかん》を問うような苦しみも避けて通れないものです。

そうしたさまざまな苦痛を癒《いや》すための医療を「サポーティブケア」と呼びます。それは、がんと診断されてからの広い意味での緩和医療です。肺がんは完治する患者さんが2～3割で、一度治っても再発する可能性の高いがんです。最善の治療を尽くしても治しきれなかったり完治させることができなかったりする、難治がんといわれます。がんの患者さんが抱えている苦痛を全人的に支える緩和医療が必要とされているのです。

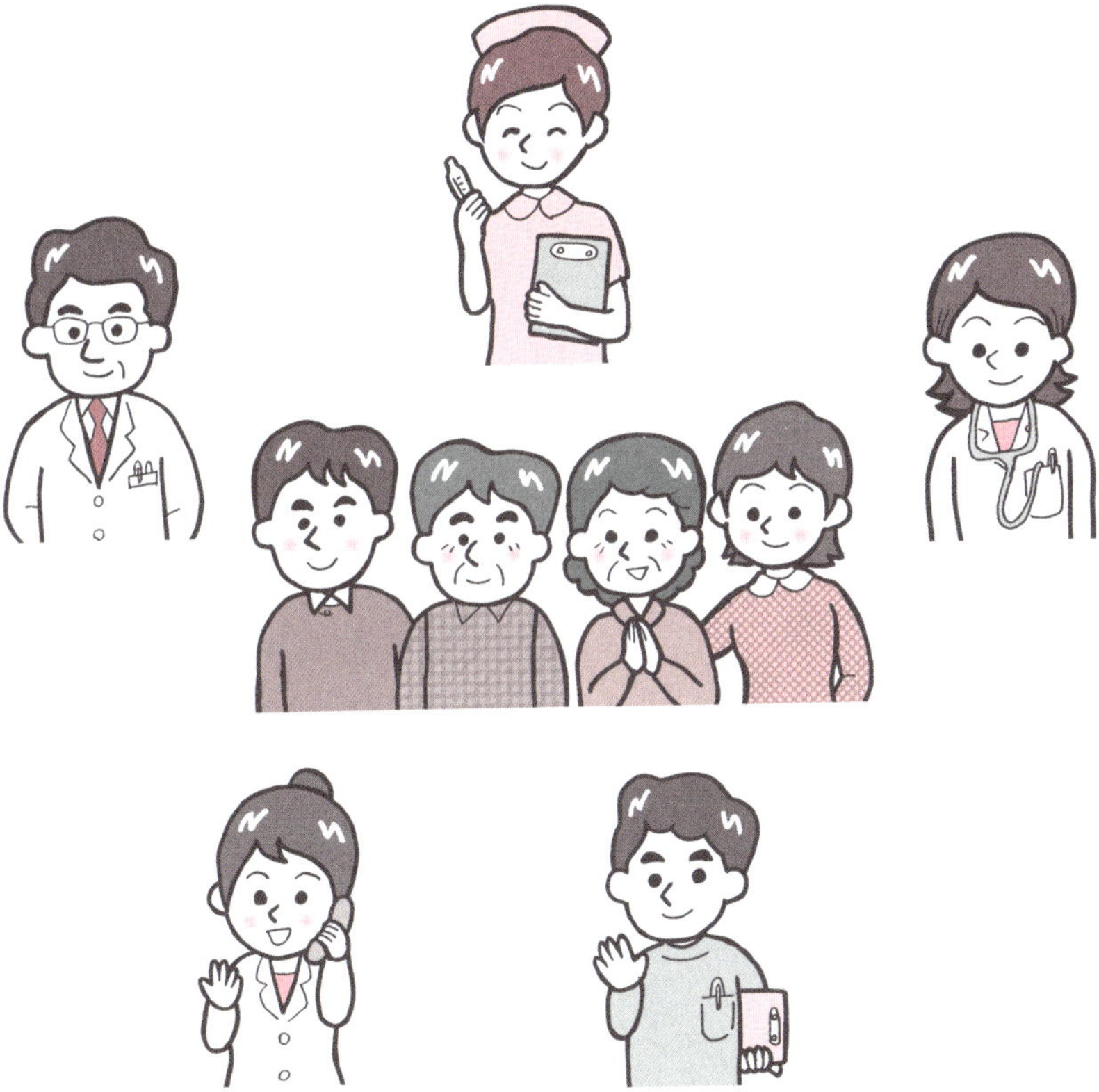

サポーティブケアには、がんの専門医、外科医、麻酔科医、精神科医、緩和ケア医など、いろいろな方面の関係者の連携が必要になります。幅広いサポートと柔軟な対応をしてくれる病院を選びましょう。

緩和ケアチームを形成して患者さんの苦痛を癒す

日本の医療現場で「緩和ケア」が本格的に実践されたのは1980年代です。1990年に厚生省が、末期がんの患者さんのケアを行う「緩和ケア病棟」の施設基準を設けました。定額制の「緩和ケア病棟入院料」が導入され、健康保険が適用されるようにもなりました。しかし、承認を受けているのはわずかな病院で、患者さんの数と比べると到底少ないもので、入院までの待ち時間が長くて入所できず、入所後まもなく亡くなってしまったりする患者さんが多数います。

2006年に制定された「がん対策基本法」に基づいて策定された「がん対策推進基本計画」の中で県／地域がん診療連携拠点病院の指定案件に、緩和ケアチームを配置することが必須となりました。これにより、緩和ケアチームが倍増することになりました。病棟のみならず外来で、緩和ケアチームはがんと診断されたときから全人的なケアを提供するように、がん診療に緩和ケアを組み入れた体制整備に貢献しています。実施においては、主治医のサポートをする形が多いでしょう。肺がんの場合は、治療の早期、特に進行がん患者さんの苦痛を和らげるような対応がとられています。

外来で緩和ケアを行っている病院は少ないのが現状ですが、今後は増えていく可能性があると考えられます。

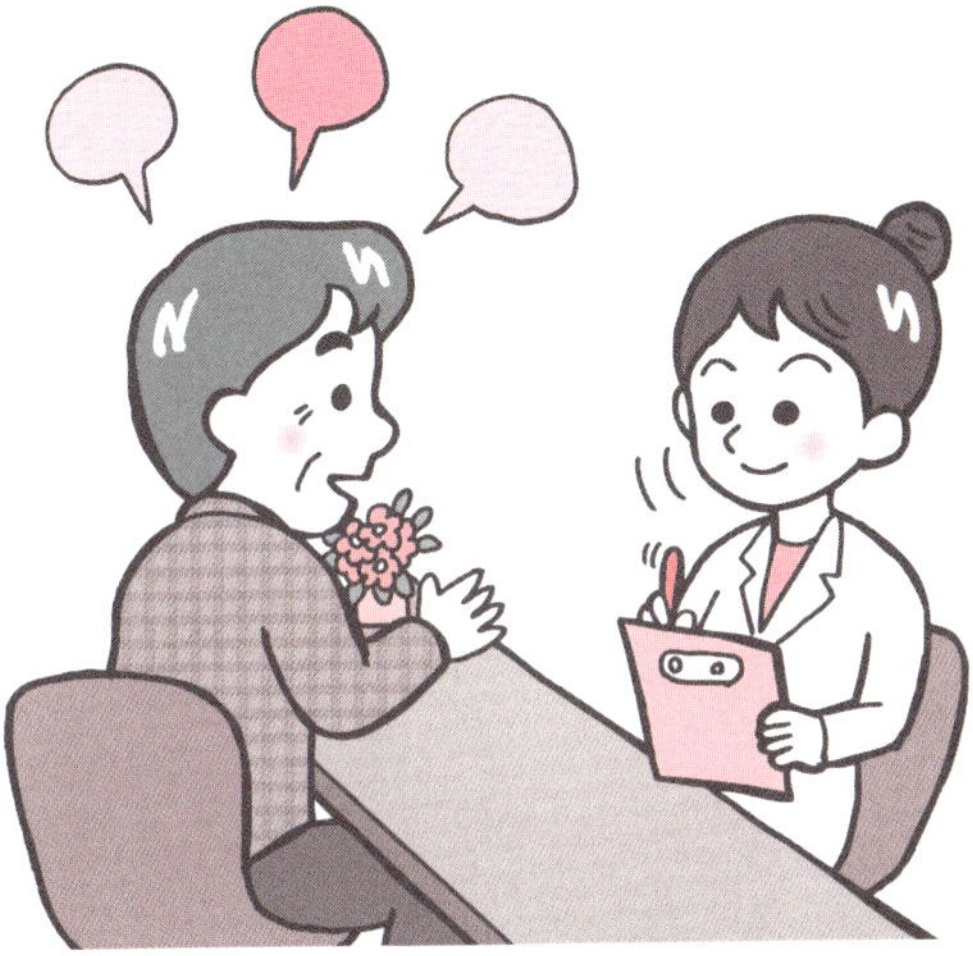

緩和ケアチーム	患者
早期のがん患者に対応	「どうして自分だけががんになったんだ」
痛みに精通していることが条件	化学療法や放射線療法の苦痛を和らげたい
専門の精神科を置く	死生観について考える
精神科医が対応する	せん妄、不眠、不安、抑うつなどの症状がある
ソーシャルワーカーが対応する	これからどうやって治療を続けていくか悩む

緩和ケア病棟やホスピスは自分らしい最期を迎えるところ

緩和ケア病棟やホスピスというところは、がん、悪性腫瘍《あくせいしゅよう》、エイズなどの病気だと診断された患者さんを受け入れて症状をコントロールし、積極的な治療はあまりしないで苦痛やつらさを緩和する医療を行う病床のことです。日本には、キリスト教系、仏教系、無宗教のホスピスがあり、本人の思想によって死を受け入れられるように導いてくれます。そして、検査や治療は最小限に抑え、不快な症状を取ることを最優先し、その人らしい最期が迎えられるようにサポートするのです。

しかし、ただ死を待つのではなく、痛みを取る以外の治療も希望すればやってもらえることがあります。起床や就寝時間にはあまり厳しくなく、同室の方に迷惑にならない状況であれば本人の希望を聞き入れてもらえるところです。緩和ケア病棟やホスピスは経済的な負担がかかるのではないか?……と思われるかもしれませんが診療が保険の範囲内であれば、一般の病棟と変わりません。高額医療の対象になれば公的補助も受けられます。

緩和ケア病棟、ホスピスに向いている人

決まった思想を持っている人

死を受け入れられる人

自分らしく生きたいと思っている人

緩和ケア病棟やホスピスに入るということは、自分らしく生きることを選択すること。すぐにでも不快な症状を取り除いて気持ちを安定させ、治療を続けることのサポートを受けていきます。

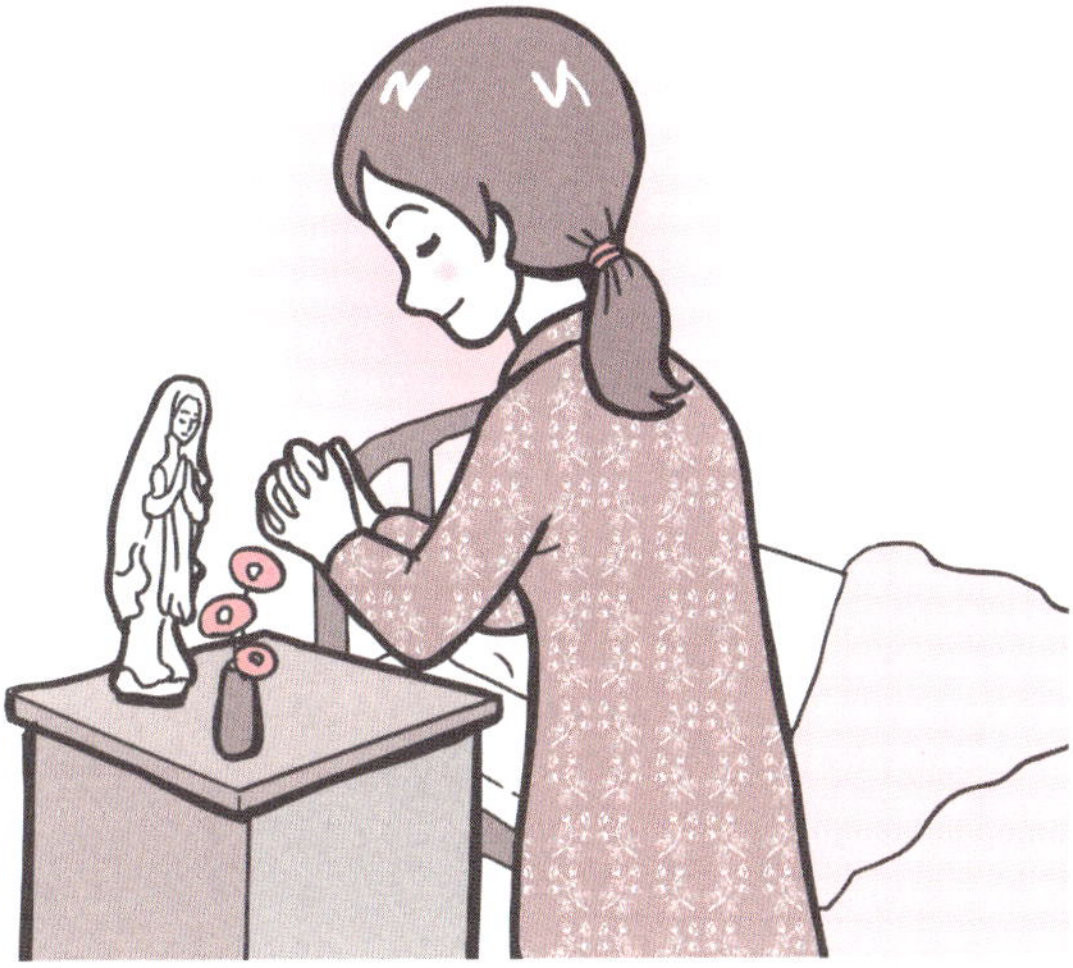

できる限り自宅で療養したい人は在宅での緩和ケアが重要

症状によっては患者さん自身、孤独感にさいなまれることが多々あり、できる限り家で療養したいと希望する人がいます。こうしたニーズとともに、在宅ケアが重要視されるようになり、医療制度、行政サービス、それを支援する在宅ケアサービスなどが整備されてきています。

肺がんの抗がん剤治療は、分子標的薬の一部を含む経口の治療はもちろん、多くの施設で点滴も外来で行うことができるようになっています。3〜4週間で1コースのスケジュールを組み、それを2〜3コース繰り返します。抗がん剤の投与は薬の種類によって違いますが、毎日ではなく1日目と8日目のみ、あるいは1日目、8日目、15日目というように、間をおくのが一般的です。したがって、体調が悪くならなければ家庭で自由に過ごし、必要なときに外来で受診するということができます。患者さんにとって、慣れた場所で生活ができるのは、精神的にも体力的にも楽で安心でき、リラックスして治療を受けられると考えられます。

また、「最期のときを自宅で迎えたい」と希望する場合は、その気持ちに沿えるようなターミナルケアを在宅で行うための訪問診療の体制が各地域でつくられつつあります。がん相談支援室やサポーティブセンターなどを利用するといいでしょう。

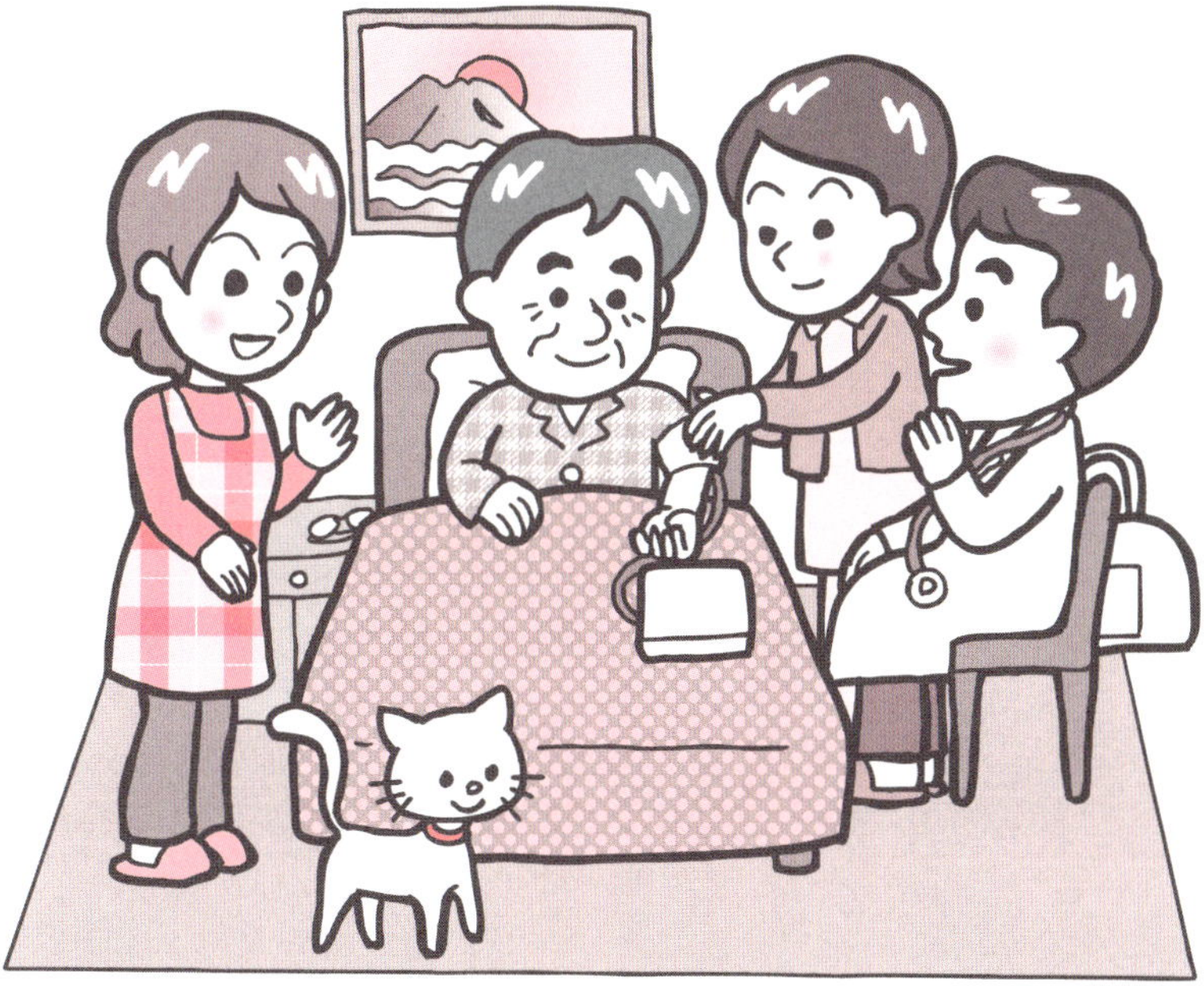

在宅でターミナルケアを行ってくれる医師はまだまだ多くはありませんが、自治体、保健所、訪問介護施設などに問い合わせをしてみましょう。

肺がんの治療は日々進歩し生存率は確実に上がっている

肺がんの初期治療（見つかったときに行われる治療）は病院によってさまざまではありますが、外科手術の対象になる人が患者さん全体の30～40パーセント、抗がん剤や放射線治療が60～70パーセントの割合だといわれています。手術を受けた患者さんの場合、進行度に応じて抗がん剤が使われることがありますが、基本的には術後に適度な運動、バランスよい食生活、適切な睡眠時間を確保して規則正しい生活を心掛けることが大切です。そして、検診を怠らないようにし、通常は5年間無再発、転移がなければ治癒したと判断されます。肺がんもほかのがんと同様に、早期に発見して治療を開始することが大切です。

抗がん剤による治療の場合、副作用がつらい、苦しいというイメージがありますが、副作用は個人差がありますし、最近では支持療法といって抗がん剤の副作用対策が進んできています。医師、看護師、薬剤師と良好な関係を持って気軽に相談し、治療の難所を乗り越えましょう。使われる薬次第では、治療の初めから副作用を弱める薬剤を使用することもあります。つらいときは我慢しないで遠慮せずに医療スタッフに伝えましょう。薬についてわからないことも、きちんと質問して特徴をわかった上で治療を受けましょう。

さまざまな研究の結果、肺がんは病期ごとに標準治療が確立されるいっぽうで、化学療法（抗がん剤）や放射線療法、そして手術もできるだけ体にやさしく工夫され、確実に治療成績が上がってきています。最近では、日本人のEGFR遺伝子変異のある患者さんに、アファチニブという分子標的薬を使うと対象患者さんの半数の生存期間が48カ月に達するという報告がなされています。まさに年単位でがんと共存する（仲良くする）時代になりつつあるのです。不安はあるかもしれませんが、納得いくまで話を聞き、リラックスして治療を受けることが大切です。

病状や治療についての説明を聞くときは、メモをとりながらしっかり聞きましょう。聞きたいことを書いていくのもいいでしょう。担当医とよい人間関係が築けるよう、疑問はその場で聞いて解消して治療に専念しましょう。

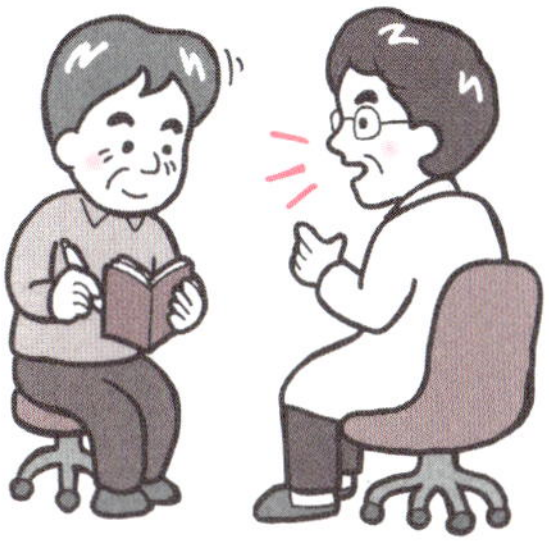

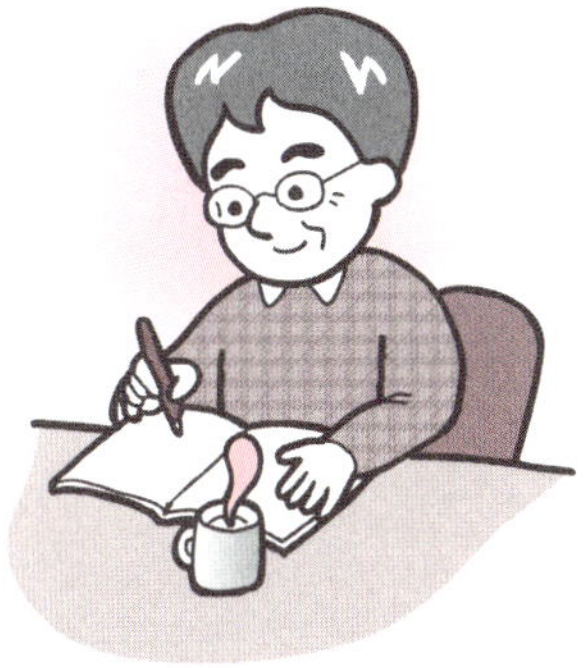

代替《だいたい》医療は十分な情報を得て主治医の確認を取ってから

代替医療は漢方薬、サプリメント・栄養補助食品、心理療法、精神療法、指圧、マッサージ、鍼灸《しんきゅう》、整体、気功など、さまざまなものがあります。そうした代替医療を取り入れるときは、十分に調べて情報を得て、主治医に相談してから取り入れるようにしましょう。自分の責任で選択する心構えが大切ですが、金額もさまざまですからよく考慮してそのメリットとデメリットを把握しておきましょう。

◆漢方薬

倦怠感《けんたいかん》、食欲不振、体重減少、だるさなどの全身状態の緩和や改善が目的で漢方薬を使うことがあります。気力、体力を補うもの、手術や放射線治療、抗がん剤治療などの合併症の改善に用いるものなどがあります。

漢方薬でも副作用や相互作用（2つまたは2つ以上の物質を併用することで物質の作用

が増したり、弱まったりすること）が起こることがあるので、主治医に相談してから使用するといいでしょう。

◆サプリメント・栄養補助食品

科学的な根拠ははっきりと証明されていませんが、必要な栄養を摂取するという意味で、良質のサプリメントや栄誉補助食品は、安全性や有効性を確認した上で使用するといいでしょう。薬との併用で相互作用が生じることもあるので、主治医によく相談しましょう。

代替医療とは…

通常医療の代わりに用いられる医療を指す

漢方薬、サプリメント・栄養補助食品、ハーブ、心理療法、精神療法、指圧、マッサージ、鍼灸、整体、気功など、患者さんに合ったものを、自分の責任で選択する。

アロマテラピー、リフレクソロジーなども代替医療に含まれる。

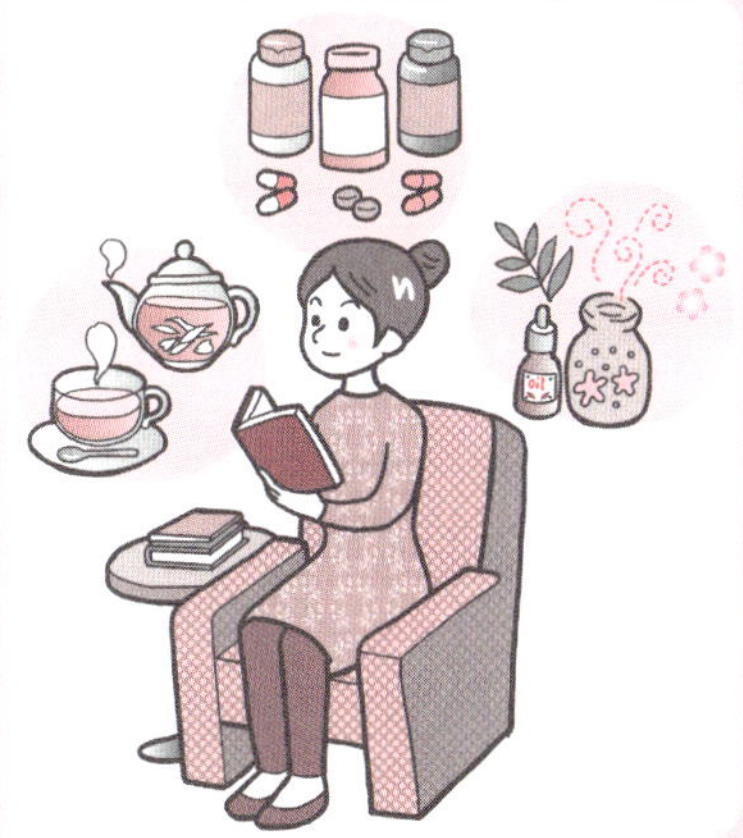

漢方薬、サプリメント、栄養補助食品などは、安全性や効果をしっかりと調べてから使用しましょう。

食べ物の栄養素には重大な力がある

生物は食べなければ生きていけません。そして、食べ物が持っている栄養素にはそれぞれ役割があります。5大栄養素といわれるのは、炭水化物、脂肪、タンパク質、ビタミン、ミネラルです。最近では第6の栄養素として食物繊維も注目されています。病気を治すにはそうした栄養素をバランスよく摂っていればいいのですが、中には気を付けなくてはいけないものもあります。

炭水化物、タンパク質の中にはショ糖やカゼインという、摂りすぎると体によくないものもあります。ビタミンやミネラルにもたくさんの種類があり、その役割を把握しきれないのが現状なのでよく知識を得てから摂取しましょう。

通常は栄養素に数えられない分子にも、活性酸素の毒を打ち消す抗酸化力を持つものもあります。それを「ファイトケミカル」と呼びます。毎日の食生活でタンパク質、脂質、炭水化物、ビタミン、ミネラルなどを摂取する必要がありますが、健康の維持のためには、食物繊維、ファイトケミカル、水などの摂取も必要なのです。
そして、もうひとつ大切なのは、酵素です。ビタミンとミネラルは酵素なしでは働けません。人間の体はおよそ100兆個の細胞でできていますが、細胞は毎秒1000万個の古くなった細胞が崩壊し、その代わりに新しい細胞がつくられています。その新陳代謝のプロセスで酵素が必ず必要になるのです。酵素は3000種あるといわれ、よく知られているのは、消化酵素のアミラーゼ、タンパク質を分解するプロテアーゼなどです。酵素が何に含まれているかというと、生の新鮮な食べ物や発酵食品です。酵素が不足すると血液が汚れて万病のもととなるので注意しましょう。酵素の働きこそが、生命活動の源ともいえるでしょう。

人間が生きていくのに必要な栄養素

炭水化物／脂肪／タンパク質
ビタミン／食物繊維
ファイトケミカル
酵素／など

発酵食品とは

納豆／味噌類／鰹節／塩辛
アンチョビ／漬物／キムチ
ピクルス／タバスコ
ヨーグルト／チーズ／など

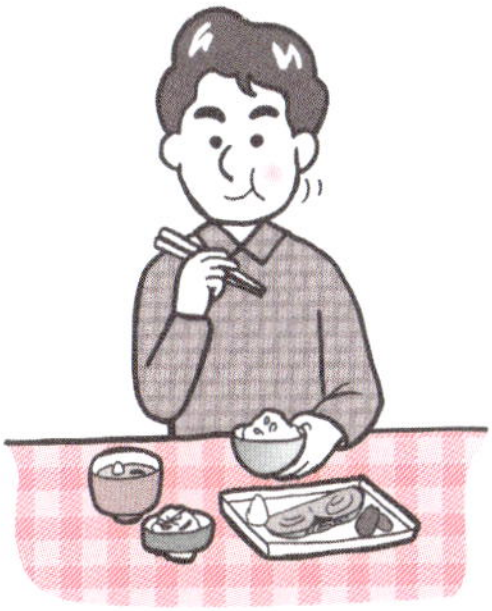

炭水化物、脂肪、タンパク質、ビタミン、ミネラルをバランスよく摂り、酵素を摂取していくといいでしょう。

がんを克服するには受診して医療にゆだねるとともに生活習慣の見直しが大事

がんを克服していくには、生活習慣の見直しも大切です。医療の力を借りて病気と闘うことはもちろん、実践していくと健康になっていく、という習慣もあります。

①バランスよい食生活をする
②治療方法は自分で納得して決める
③ハーブ、サプリメント、栄養補助食品などを摂取する
④リラックスして前向きに生きる
⑤まわりの人に認めてもらう
⑥どうしても「生きたい」という理由を持つ

代替医療には、前述したもののほか、食生活の改善、アロマテラピー、マッサージや、瞑想《めいそう》、ヨガ、深呼吸訓練、催眠療法、カイロプラクティスなども含まれます。

代替医療のメリット・デメリット

メリット	デメリット
体力が高まる 免疫力が高まる 病気の治療につながる 通常医療に比べて 副作用が少ない 病気の進行が抑えられる	副作用が気になる 依存しそうになる 病院での治療に影響する 病気の悪化につながる

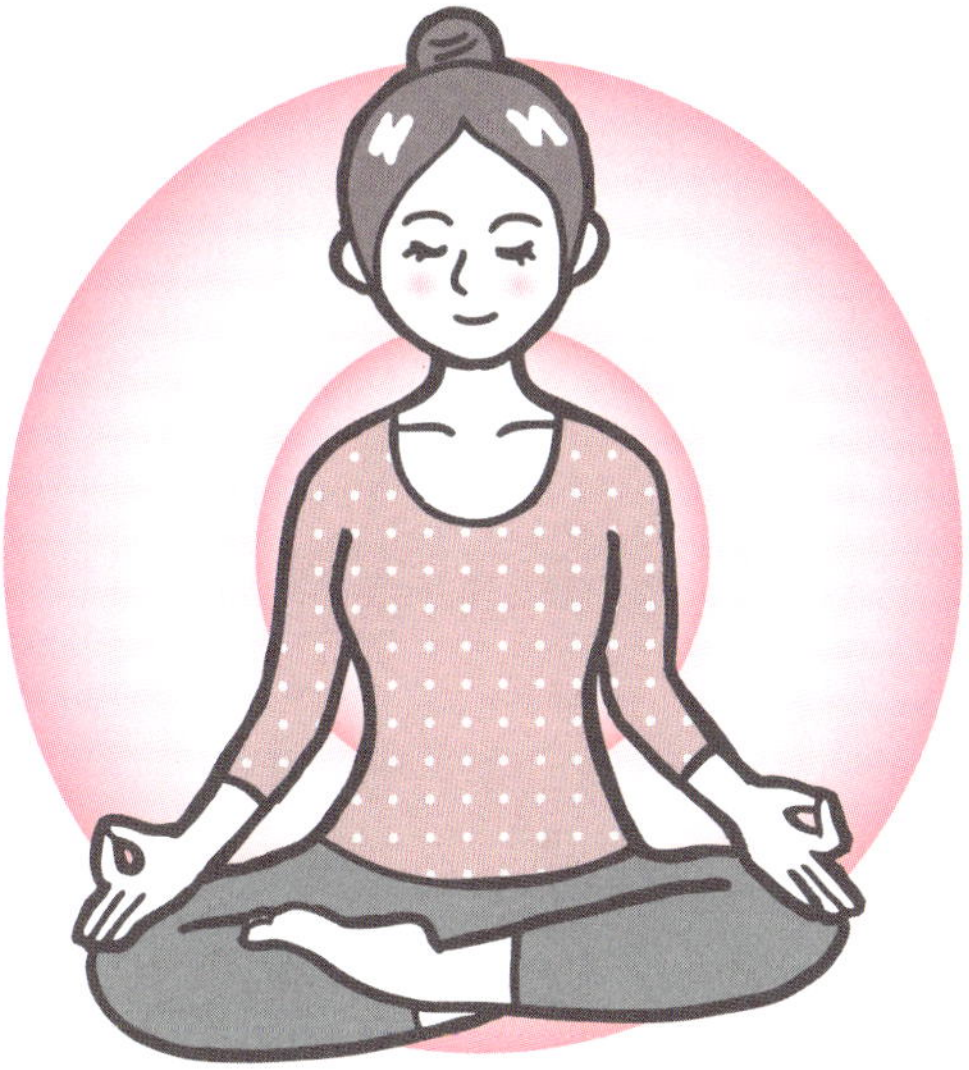

健康なときにこそ肺がんの検診を受けよう

　肺がんは自覚症状が乏しいので、検査によって発見されたときは症状が進行してしまっていることが多いといえます。また、肺は血管に囲まれ、リンパ管も発達している臓器なので、がん細胞が肝臓、副腎、腎臓、脳、骨などに転移しやすい病気です。ですから、肺がんもほかのがんと同様に早期のうちに発見することが大切なのです。

　一部公費負担の肺がん検診では、胸部X線検査などが行われています。定期的にがん検診を受けておきましょう。ただし、胸部X線検査では、気管支や骨、心臓、血管、横隔膜などに隠れて写りにくいことがあり、小さいがんは見つけにくいのが現状です。気になる人はCT検査まで受けるといいでしょう。喫煙している人は、さらに喀痰細胞診《かくたんさいぼうしん》を受けておくといいでしょう。

　肺がん検診を受けたからといって、すべての肺がんが早期に発見できるわけではありません。ただし、続けて検査を受けていると、前回との比較から異状が見つかりやすくなることもあります。体に異状を感じていないからこそ、定期検診を受けておくことをおすすめします。

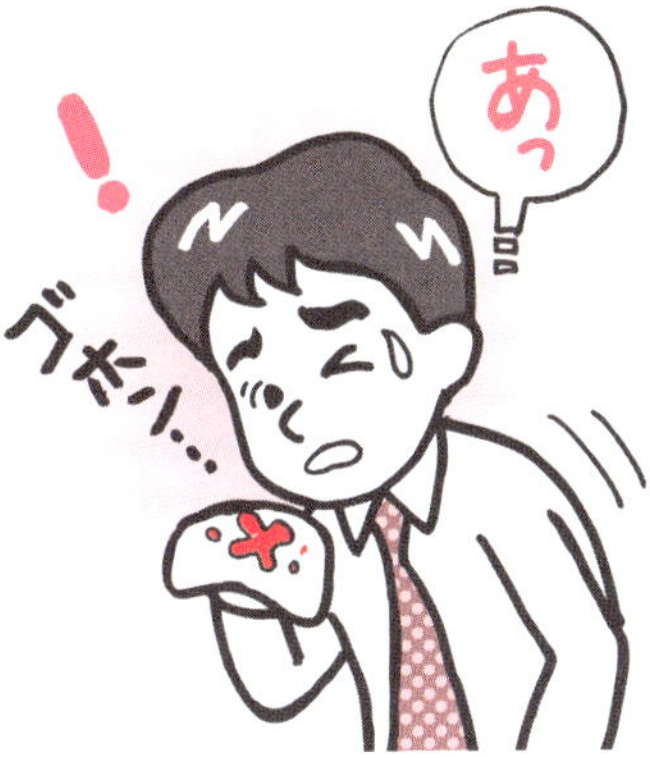

咳が長引いたり血痰のようなものが出たりしたら、肺がんを疑って受診することをおすすめします。肺がんだと診断されるのが怖くて検診に行けない、という人もいるでしょうが、自覚症状が出たときは、体内に重大なことが起きている証拠です。早急に検診を受けるか専門医に受診しましょう。

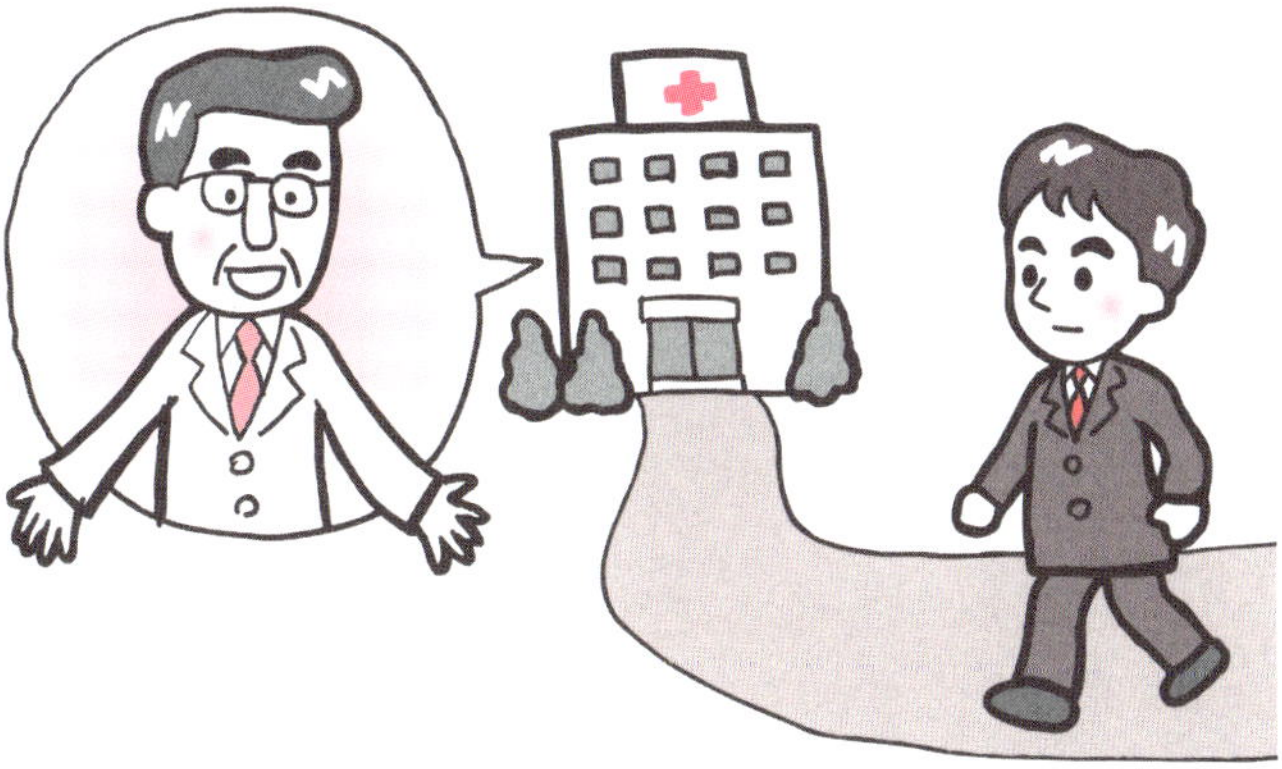

おわりに

肺がんに限りませんが、がんのほとんどはごく早期には自覚症状がありません。かなり進んでから自覚症状が出るので、自覚症状が発覚してからでは早期治療にはならないのが現実です。ですから、がんを発見する方法としてもっともよいのは、がん検診なのです。死亡率は高くても、病期の早い段階で治療をすれば、治癒の可能性は高くなっていきます。そのため、定期的に検診を受けて早期発見を目指しましょう。そして、肺がんは進行のスピードが速く、半数以上の人が発見された時点で転移している可能性もありますから、とにかく早期の発見が重要だということも覚えておきましょう。

肺がんのリスクは喫煙と切っても切れない関係です。患者さん本人が喫煙していなくても、周囲の人が喫煙しているときの煙による受動喫煙も、肺がんのリスクを高くする可能性があります。「肺がんは遺伝する」といわれることもありますが、多くは喫煙習慣や受動喫煙が原因だと考えられます。そうしたリスクを積極的に減らしていくことも、がん治療の一助となります。

肺がんの治療は、その技術の進歩とともに日々進化しています。最近では、がんであることを患者さん本人に告知することが一般的になりました。肺がんにかかった本人の病状を把握してそれぞれの人に適した治療をほどこしていけば、肺がん治療も多くの効果が期待されます。病状や患者さんの体力と相談しながら、家族と協力し合って治療を続けていくことが、元気で長生きをするコツだともいえるでしょう。悩みや不安があるときは、遠慮せずに主治医に質問し、よりよい治療を受けてもらえるようにお祈りしています。患者さんにとってもっともよい選択ができるよう、主治医に相談していくことが大切です。

医師や医療チームと一緒に、患者さんやご家族ともども病状をきちんと理解して、力を合わせてひとつの病気と闘っていくことが大切でしょう。

2016年3月　坪井　正博

監修者紹介

坪井 正博（つぼい・まさひろ）

1961年生まれ。

1987年東京医科大学医学部卒業。同大学院、国立がんセンター中央病院などの勤務を経て、2007年東京医科大学准教授。

2008年神奈川県立がんセンター呼吸器外科医長。

2012年横浜市立大学医学部附属市民総合医療センター呼吸器病センター外科准教授および化学療法・緩和ケア部部長。

2014年より国立がん研究センター東病院呼吸器外科科長。

●著書
『肺がんの最新治療』（主婦の友社）

編集協力／櫻井香緒里、フロッシュ
カバーデザイン／CYCLE DESIGN
本文デザイン／アトリエ佐久間
カバー・本文イラスト／月山きらら
校閲／校正舎楷の木
編集プロデュース／横塚利秋

＊本書に関するご感想、ご意見がありましたら、
　書名記入の上、下記メール・アドレス宛までお願いします。

firstedit@tatsumi-publishing.co.jp

「図解　肺がんの最新治療と予防＆生活対策」

2016年3月10日 初版第1刷発行

監修者　坪井正博
発行者　穂谷竹俊
発行所　株式会社日東書院本社
〒160-0022　東京都新宿区新宿2丁目15番14号　辰巳ビル
TEL：03-5360-7522（代表）
FAX：03-5360-8951（販売）
URL：http://www.TG-NET.co.jp
印刷所／図書印刷株式会社　製本所／株式会社宮本製本所

 ISBN978-4-528-02044-3 C2047